U0200234

国医大师李今庸医学全集

医学研究笔记

李今庸　著

學苑出版社

图书在版编目（CIP）数据

医学研究笔记/李今庸著．—北京：学苑出版社，2019.11
（国医大师李今庸医学全集）
ISBN 978－7－5077－5829－0

Ⅰ．①医…　Ⅱ．①李…　Ⅲ．①中医临床－经验－中国－现代
Ⅳ．①R249.7

中国版本图书馆 CIP 数据核字（2019）第 215646 号

责任编辑：黄小龙
出版发行：学苑出版社
社　　址：北京市丰台区南方庄 2 号院 1 号楼
邮政编码：100079
网　　址：www.book001.com
电子邮箱：xueyuanpress@163.com
销售电话：010－67601101（销售部）、010－67603091（总编室）
印 刷 厂：北京画中画印刷有限公司
开本尺寸：710mm×1000mm　1/16
印　　张：10.75
字　　数：160 千字
版　　次：2019 年 11 月第 1 版
印　　次：2019 年 11 月第 1 次印刷
定　　价：58.00 元

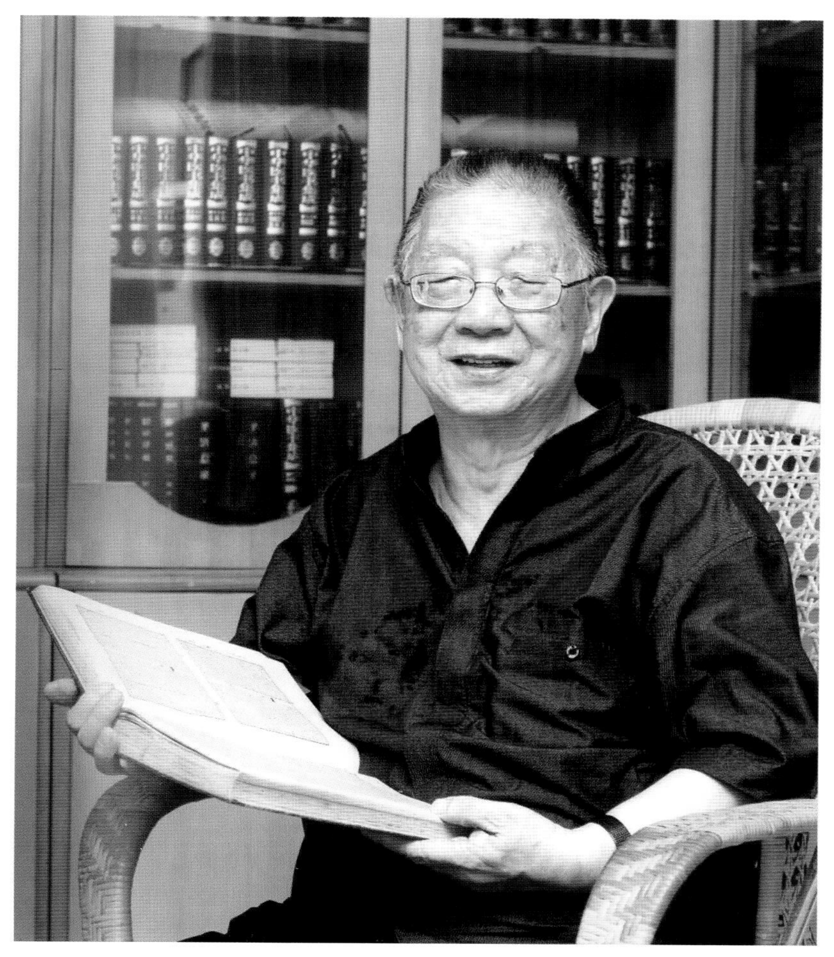

李今庸，男，1925年出生，湖北枣阳市人，当代著名中医学家，中医教育学家，湖北中医药大学终身教授，国医大师，国家中医药管理局评定的第一批全国老中医药专家学术经验继承工作指导老师。

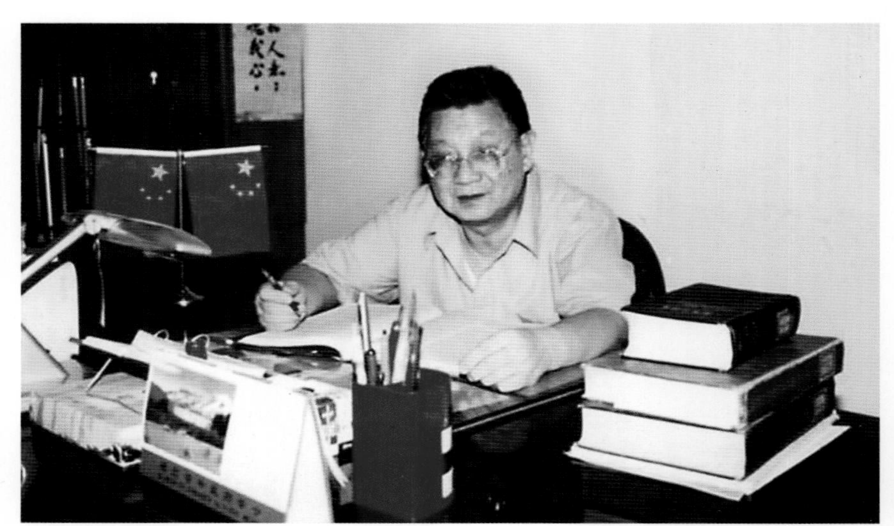

李今庸教授主持湖北省中医药学会工作20余年

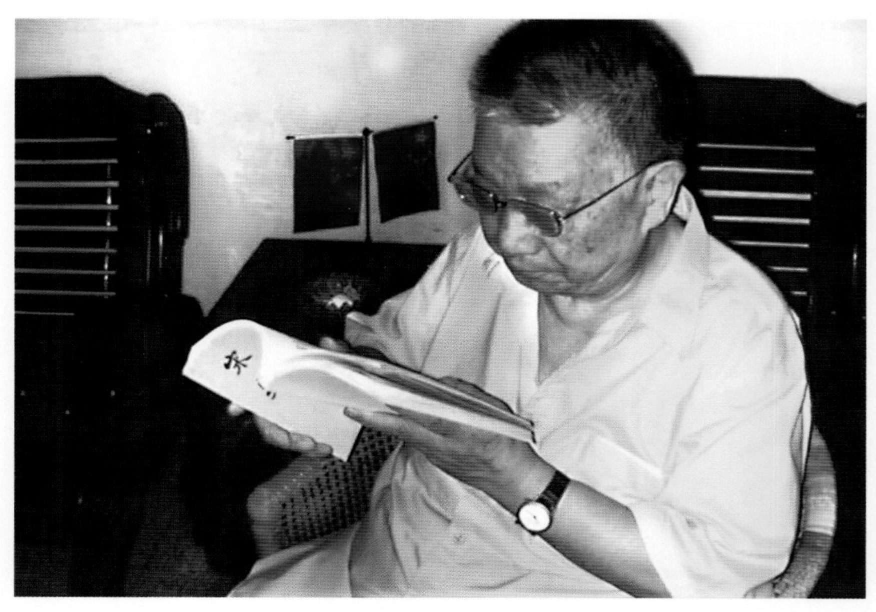

李今庸教授在研读史书

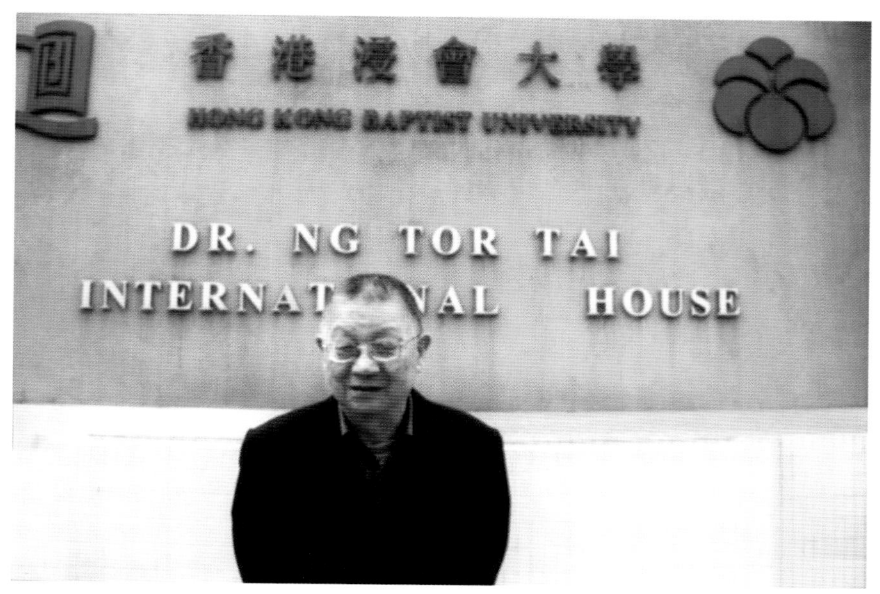

李今庸教授在香港浸会大学讲学期间留影

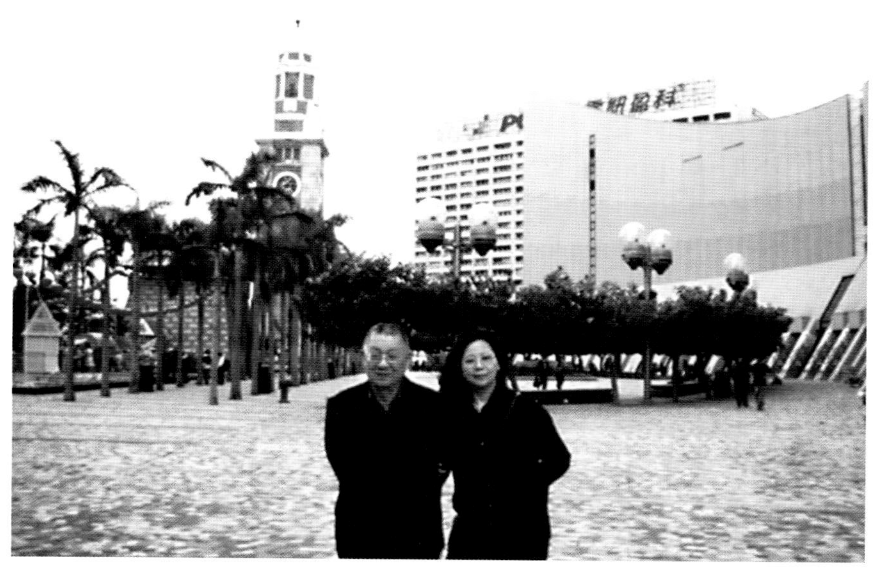

李今庸教授在香港讲学期间与女儿李琳合影

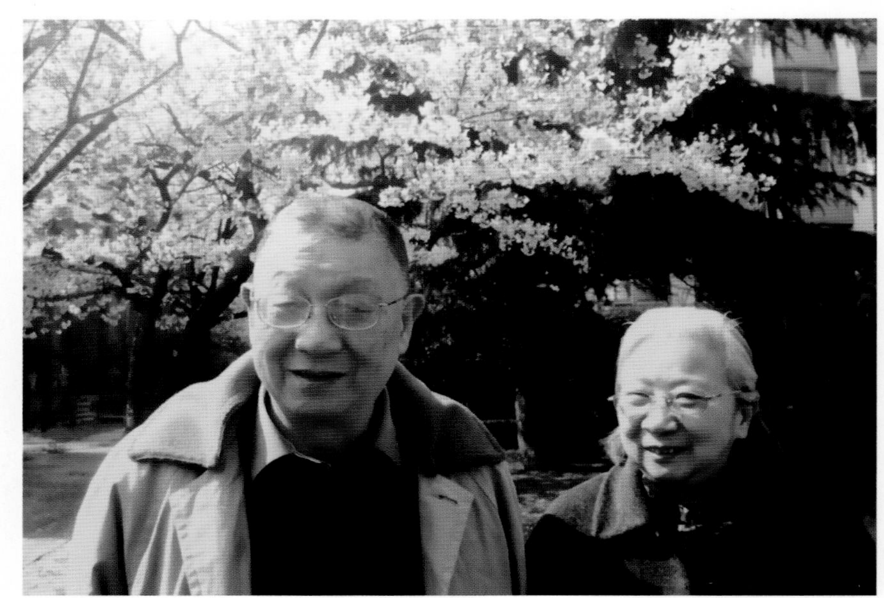

李今庸教授与夫人齐立秀合影

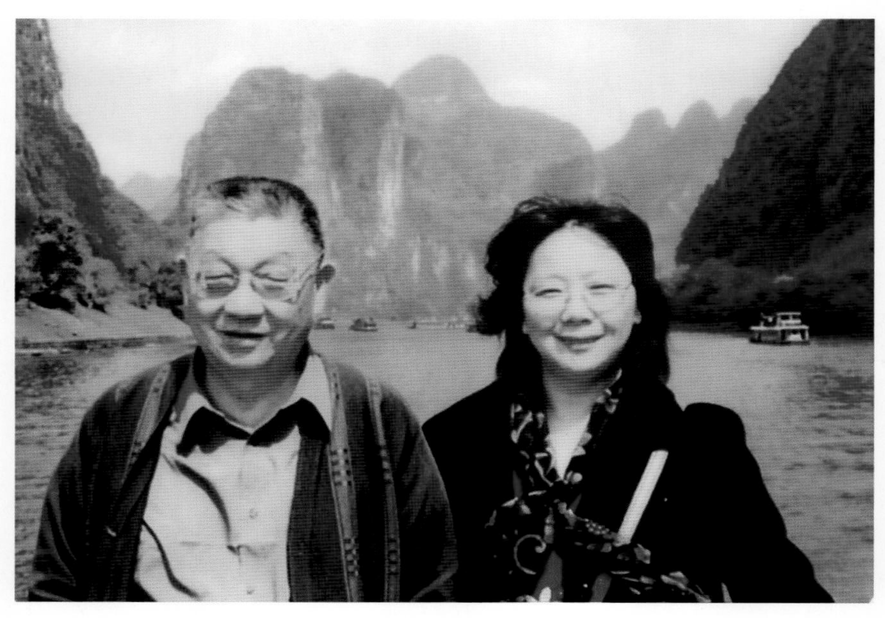

李今庸教授与女儿李琳合影

中国的长期封建社会中，創造了燦爛的古代文化。清理古代文化的发展过程，剔除其封建性的糟粕，吸收其民主性的精华，是发展民族新文化提高民族自信心的必要条件；但是决不能无批判地兼收並蓄。

摘自《新民主主义论》

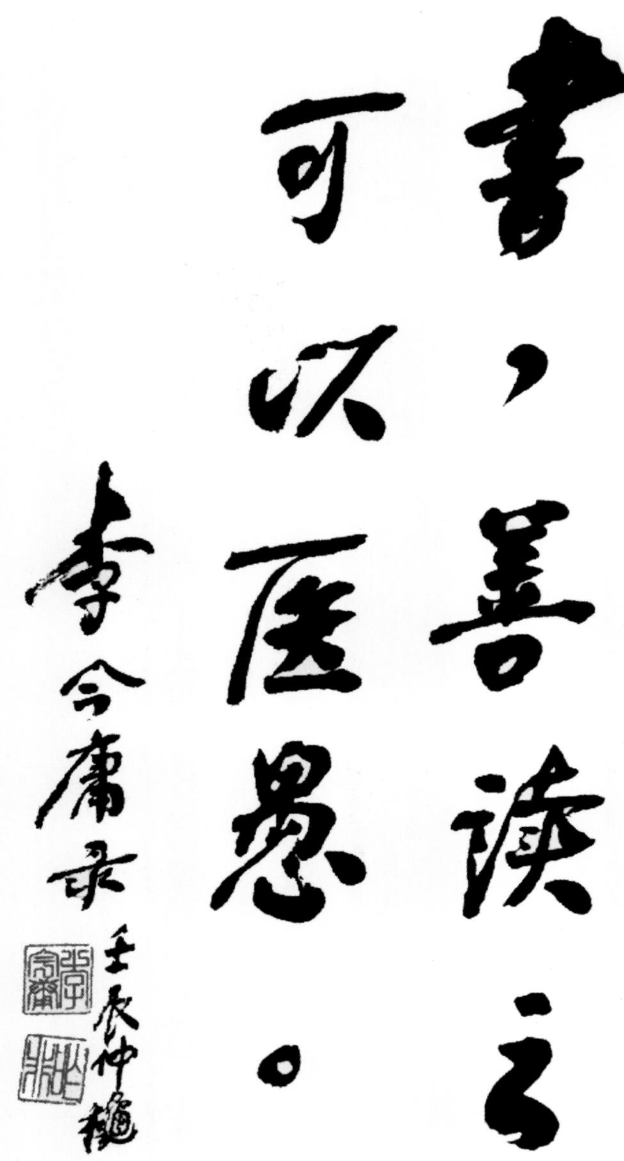

李今庸教授书法（二）

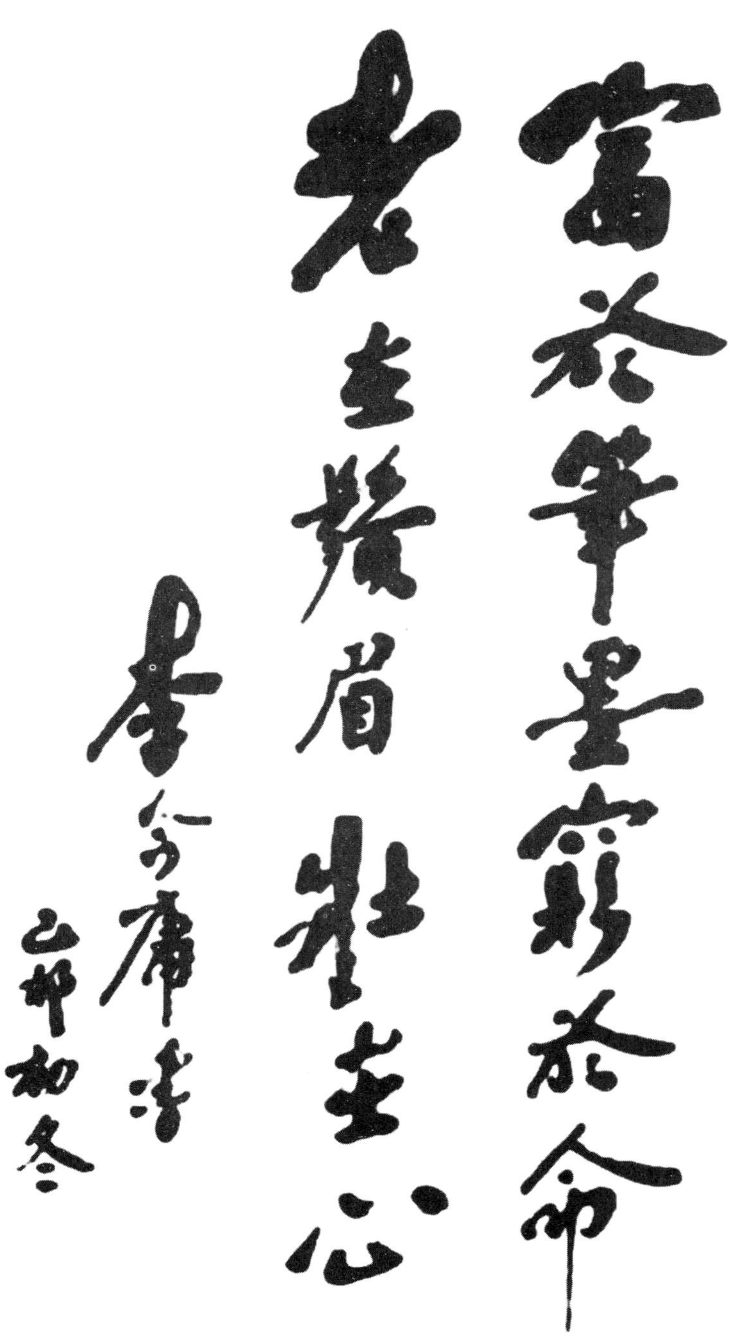

李今庸教授书法（三）

鞠躬厥職，豈能盡如人意；
竭誠斯任，但求無愧我心。

李今庸教授书法（四）

通古博今研岐黄　精勤不倦育桃李

（代总序）

李今庸先生，字昨非，1925年出生于湖北省枣阳市唐家店镇一个世医之家。今庸之名取自《三字经》："中不偏，庸不易。"意为立定志向，矢志不移，永不改易。昨非，语出陶渊明《归去来兮辞》："实迷途其未远，觉今是而昨非。"含有不断修正自己错误认识的意思。书斋曰莲花书屋，义出周敦颐《爱莲说》："出淤泥而不染，濯清涟而不妖。"李今庸先生平生行止，诚如斯言。《孟子·滕文公章句上》说："舜何人也，予何人也，有为者亦若是。"他把这句话作为座右铭。

李今庸先生从医80载，执教62年，在漫长的医教研生涯中积累了宝贵的治学经验。其治学之道，建造了弟子成才的阶梯，是后学登堂入室的通途。听其教、守其道、恭其行者，多能登堂入室，攀登高峰。

博学强志　医教研优

李今庸先生7岁入私塾读书，开始攻读《论语》《孟子》《大学》《中庸》《礼记》等儒家经典，他博闻强志，日记千言，常过目成诵。1938年随父学医，兼修文学，先后研读《黄帝内经》《针灸甲乙经》《难经》《伤寒论》《金匮要略》《脉经》《诸病源候论》《千金要方》《千金翼方》《外台秘要》《神农本草经》等，随后其父又命其继续攻读历代各家论著和各科著作，并指导他阅读《毛诗序》《周易》《尚书》等书。对于《黄帝内经》，他大约只用了一年的时间，即将其内容烂熟于心。现在只要提到《黄帝内经》的某一内容，他都能不假思索明确无误地给你指出，本段内容是在《素问》或《灵枢》的某一篇，所以被人们誉为"《内经》王""活字典"。

1961 年，时任湖北中医学院副院长的蒋立庵先生，将一本《江汉论坛》杂志给了李今庸先生。他认真阅读后，敏锐地意识到蒋老是希望他掌握校勘训诂学的知识，以便有效地研究整理古典医籍。从 20 世纪 60 年代初开始，他先后阅读了大量有关古代小学类书籍。通过认真阅读《说文解字》《说文解字注》《说文通训定声》《说文解字义证》《说文解字注笺》等，他对许学相当熟悉。又广泛阅读了雅学、韵书以及与小学有关的一些书籍。从此，他掌握了治学之道，并以此助推医教之道。

一般而言，做学问应具备三个条件：一为深厚的家学，二为名师指点，三为个人勤奋。这三点李今庸先生都具备了，所以先生才有了今天的成就。

李今庸先生在 1987～1999 年间，先后被中国中医研究院（现中国中医科学院）研究生部、张仲景国医大学、长春中医学院（现长春中医药大学）等单位聘为客座教授和临床教授，为这些单位的中医药人才培养做出了贡献。1991 年 5 月被确认为第一批全国老中医药专家学术经验继承工作指导老师，同年获国务院政府特殊津贴；1999 年被中华中医药学会授予全国十大“国医楷模”称号；2002 年获“中医药学术最高成就奖”；2006 年获中华中医药学会“中医药传承特别贡献奖”；2011 年被国家中医药管理局确定为全国名老中医药专家传承工作室建设项目专家；2013 年 1 月被人事部确定为首批中医药传承博士后合作导师，为国家培养中医药高层次人才。

校勘医典　著作等身

李今庸先生在治学上锲而不舍，勇攀高峰，正所谓“路漫漫其修远兮，吾将上下而求索”。他在 20 世纪 60 年代就步入了校勘医典这条漫长而又崎岖的治学之路。在这方面他着力最勤，费神最深，几乎是举毕生之力。他曾说道：首先要善于发现古书中的问题，然后对所发现的问题，进行深入研究考证，并搜集大量的古代文献加以证实。当写成文章时，又必须考虑所选用文献的排列先后，使层次分明，说明透彻，让人易于读懂。如此每写一篇文章，头痛数日不已，然而他仍乐此不疲。虽是辛苦，然也获得了丰硕的成果。经一番整理后，不仅使这些古籍中的文字义理畅达，而且其医学理论也明白易晓，从而使千百年的疑窦涣然冰释，实有功于后学。

李今庸先生首创以治经学方法研究古典医籍。他将清朝乾嘉时期所兴起的治经学方法，引入到古医籍的研究整理之中。他依据训诂学、校勘学、音韵学、古文字学的基本原理，以及方言学、历史学、古文献学、考古学和历代避讳规律等相关知识，对古医书中的疑难问题进行了深入研究。对古医书中有问题的内容，则采用多者刈之、脱者补之、隐者彰之、错者正之、难者考之、疑者存之的方法，细心疏爬。他治学态度严谨，一言之取舍必有于据，一说之弃留必合于理。其研究所涉及的范围相当广泛，如《素问》《灵枢》《难经》《甲乙经》《太素》《伤寒论》《金匮要略》《神农本草经》《肘后方》《新修本草》《千金要方》《千金翼方》《马王堆汉墓帛书》以及周秦两汉典籍中有关医学的内容。每有得则笔之以文，其研究的千古疑难问题多达数百处。从 20 世纪 50 年代末至现在，他发表了诸如“析疑”“揭疑”“考释”“考义”这类文章 200 多篇。2008 年，他在外地休养的时候，凭记忆又搜集了古医书中疑问之处 88 条，其中部分内容现已整理成文。由此可见，先生对古医籍疏爬之勤。

设帐杏坛　传道授业

李今庸先生执教已 62 个春秋，在中医教育学上，开创和建立了两门中医经典学科教育（《黄帝内经》《金匮要略》）。他先后给师资班、西学中班、本科生、研究生等各类不同层次学生讲授《金匮要略》《黄帝内经》《难经》及《中医学基础》等课程。自 1978 年开始，又在全国中医界率先开展《内经》专业研究生教育。同时，李今庸先生还先后赴辽宁、广西、上海等地的中医药院校讲授《黄帝内经》《金匮要略》等经典课程。

李今庸先生非常重视教材建设。1958—1959 年，他首先在湖北中医学院筹建金匮教研组，并担任组长，其间编写了《金匮讲义》，作为本院本科专业使用。1963 年代理主编了全国中医学院第二版试用教材《金匮要略讲义》，从而将金匮这一学科推向了全国；1973 年为适应社会上的需求，对该书稍作润色，作为全国中医学院第三版试用教材再版发行；1974 年协编全国中医学院教材《中医学基础》；1978 年，主编《内经选读》，供中医本科专业使用，该教材受到全国《内经》教师的好评；1978年，参与编著高等中医药院校教学参考丛书《内经》；1982年主编高等中医药院校本科生、研究生两用教材《黄帝内经选读》；1987年为光明中医函授大学编写了《金匮要略讲解》。几十年来，李今庸先生为中医药院校教材建设，倾注了满腔心血。

李今庸先生注重师资队伍建设。先生在主持原湖北中医学院内经教研室工作时，非常重视对教师的培养。1981年，他在教研室提出了“知识非博不能反约，非深不能至精”的思想。他要求教师养成“读书习惯和写作习惯”。为配合教师读书方便，他在教研室创建了图书资料室，收藏各类图书800余册。并随时对教师的学习情况进行督促检查。1983—1986年，他组织教研室教师编写了《黄帝内经索引》；1986年，他又组织教研室教师编写了《新编黄帝内经纲目》。通过编辑书籍及教学参考资料，以提高教师的专业水平。在对教师的使用上，尽量做到人尽其才，才尽其用。通过十几年坚持不懈努力，现已培养出一批较高素质的中医药教师队伍。

在半个多世纪的中医药教学生涯中，先生主张择人而教、因材施教，注重传授真知和问答教学。他要求学生学习中医时必须树立辩证唯物主义和历史唯物主义思维方式，将不同时代形成的医学著作和理论体系置于特定历史时代背景中研究，重视经典著作教学和学生临床实践。1962年，先生辅导高级西医离职学习中医班集体写作《从藏府学说看祖国医学的理论体系》一文，全文刊登于《光明日报》，并被《人民日报》摘要登载、《中医杂志》全文收载，在全国产生很大影响。

扎根一线　累起沉疴

李今庸先生在80年的医疗实践中，形成了独特的医疗风格、完整的临床医学思想，积累了大量的临床经验。其一，形成了完整的临床医学指导思想，即坚持辩证历史唯物主义思想指导下的“辨证论治”；其二，独创个人的临床医疗经验病证证型治疗分类约580余种。著有《李今庸临床经验辑要》《中国百年百名中医临床家丛书·李今庸》《李今庸医案医论精华》等临床著作。

李今庸先生通晓中医内外妇儿及五官各科，尤长于治疗内科和妇科疾病。在80年的临床实践中，他在内伤杂病的补泻运用上形成了自己独特的风格，即泻重痰瘀，补主脾肾。脾肾两藏，一为后天之本，一为先天之本，是人体精气的主要来源。二藏荣则一身俱荣，二藏损则一身俱损。因此，在治虚损证时，补主脾肾。在临床运用中，具体又有所侧重，小儿重脾胃，老人重脾肾，妇女重肝肾。慢性久病，津血易滞，痰瘀易生，痰瘀互结互病，易成窠囊。他对于此类病证的治疗是泻重痰瘀，或治其痰，或泻其瘀，或痰瘀同治。他临床经验丰富，辨证准确，用药精良，常出奇兵以制胜，其经验可见于《国医大师李今庸医学全集》中。

李今庸先生非常强调临床实践对理论的依赖性，他常说："治病如同打仗一样，没有一定的医学理论做指导，就不可能进行正确的医疗活动。"如一壮年男子，突发前阴上缩，疼痛难忍，呼叫不已，李今庸先生据《素问·厥论》"前阴者，宗筋之所聚"，《素问·痿论》"阳明者，五藏六府之海，主润宗筋"的理论，为之针刺足阳明经之归来穴，留针 10 分钟，病愈，后数十年未再发。此案正印证了其善于以经典理论对临床的指导运用。李老常言："方不在大，对证则效；药不在贵，中病即灵。"

从 1976 年起，李老应邀赴北京、上海、南京、南宁、福州、香港、韩国大田等多地讲学，传授临床经验，深入开展中外学术交流。

振兴中医　奔走疾呼

李今庸先生作为一代中医药思想家，从未停止过对中医药学理论、临床、教育的反复深入思考。1982 年、1984 年，他两次同全国十余名中医药专家联名上书党中央、国务院，建议成立国家中医药管理总局，加强党对中医药事业的领导，受到中央领导重视和采纳。1986 年，国家中医药管理局成立。其后，又积极支持组建中医药专业出版社。1989 年，中国中医药出版社成立。2003 年，向党中央和国务院领导写信陈述中医药学优越性和东方医学特色，建议制定保护和发展中医药的法规，同年，国务院颁布《中华人民共和国中医药条例》。

李老在担任湖北省政协常委及教科文卫体委员会副主任期间，深入基层考察调研，写了大量提案及信函建议。在湖北省第五届政协会议上，提出"请求省委、省政府批准和积极筹建'湖北省中医管理局'，以振兴我省中医药事业"等提案。2006 年，湖北省中医药管理局成立。

1986 年李老当选为湖北省中医药学会理事长。此后，主持湖北省中医药学会工作长达二十余年。组织举行“鄂港澳台国际学术交流大会”“国际传统医学大会”等各种大型中医药学术研讨会和国际学术交流会议。其间，向省委、省政府致信建议召开李时珍学术会议，成立李时珍研究会，开展相关研究，为在全国范围内形成纪念李时珍学术活动氛围奠定了坚实根基。主编《湖北中医药信息》《中医药文化有关资料选编》等。

近年来，李老对中医药学术发展方向继续进行深入思考与研究。认为中西医学不能互相取代，只能在发展的基础上取长补短，必须努力促使西医中国化、中医现代化，先后撰写和发表了《论中医药学理论体系的构成和意义》《发扬中医药学特色和优势提高民族自信心和自豪感》《试论我国“天人合一”思想的产生及中医药文化的思想特征》《中医药学应以东方文化的面貌走向现代化》《关于中西医结合与中医药现代化的思考》《略论中医学史和发展前景》等文章。

今将李今庸先生历年间写作刊印出版和未出版的各种学术著作，集中起来编辑整理，勒成一部总集，定名为《国医大师李今庸医学全集》，予以出版，一则是彰显李老半个多世纪以来，在中医药学术上所取得的具有系统性和创造性的重要成就，二则是为中医药学的传承留下一份丰厚的学术遗产。

李今庸先生历年间写作并刊印和出版的各种著作数十部，附列如下（以年代先后为序）：

《金匮讲义》，李今庸编著，原湖北中医学院中医专业本科生用教材。1959 年，内部油印。

《金匮要略讲义》，李今庸编著，全国中医学院中医专业本科生用第二版统一教材。1963 年 9 月，上海科学技术出版社出版。

《中医基础学》，李今庸编著，原湖北中医学院中医专业用教材。1971 年，内部铅印。

《金匮要略释义》，李今庸编著，中医临床参考丛书，全国中医学院西医学习中医者、中医专业用第三版统一教材。1973 年，上海科学技术出版社出版。

《内经选读》，李今庸主编，原湖北中医学院中医专业本科生用教材。1978 年，内部刊印。

《黄帝内经选读》，李今庸主编，原湖北中医学院中医专业本科生、研究生两用教材。1982 年，内部刊印。

《内经函授辅导资料》，李今庸主编，原湖北中医学院中医专业函授辅导教材。1983 年，内部刊印。

《读医心得》，李今庸著，是研究中医古典著作中理论部分的学术专著。1982 年 4 月，上海科学技术出版社出版。

《中医学辩证法简论》，李今庸主编，全国中医院校教学参考用书。1983 年 1 月，山西人民出版社出版。

《黄帝内经索引》，李今庸主编，原湖北中医学院中医《内经》专业教学参考用书。1983 年 12 月，内部刊印。

《读古医书随笔》，李今庸著，运用考据学知识和方法研究古典医籍的学术专著。1984 年 6 月，人民卫生出版社出版。

《金匮要略讲解》，李今庸著，全国高等中医函授教材。1987 年 5 月，光明日报出版社出版，后由人民卫生出版社于 2008 年更名为《李今庸金匮要略讲稿》再版。

《新编黄帝内经纲目》，李今庸主编，中医内经专业、西医学习中医者教学参考用书。1988 年 11 月，上海科学技术出版社出版。

《奇治外用方》，李今庸编著，运用现代思想和通俗语言，对中医药古今奇治外用方治给予整理的专著。1993 年 1 月，中国中医药出版社出版。

《湖北医学史稿》，李今庸主编，是整理和反映湖北地方医学史事的专门著作。1993 年 5 月，湖北科学技术出版社出版。

《李今庸临床经验辑要》，李今庸著，作者集数十年临床医疗实践之学术思想和临证经验的总结专著。1998 年 1 月，中国医药科技出版社出版。

《古代医事编注》，李今庸编著，选录了古代著名典籍笔记中关于中医药医事史料文献而编注的人文著作。1999 年，内部手稿。

《中华自然疗法图解》，李今庸主编，刮痧疗法、按摩疗法、针灸疗法和天然药食疗法等中医自然疗法治病图解的专著。2001 年 1 月，湖北科学技术出版社出版。

《中国百年百名中医临床家・李今庸》，李今庸著，作者集多年临床学术经验之专著。2002 年 4 月，中国中医药出版社出版。

《中医药学发展方向研究》，李今庸著，研究中医药学发展方向的专著。2002 年 9 月，内部刊印。

《古医书研究》，李今庸著，继《读古医书随笔》之后，再以校勘学、训诂学、音韵学、古文字学、方言学、历史学以及古代避讳知识等，研究考证中医古典著作的学术专著。2003 年 4 月，中国中医药出版社出版。

《中医药治疗非典型传染性肺炎》，李今庸编著，选用报刊上有关中医药治疗“非典”（严重急性呼吸综合征）的内容，集而成册。2003 年 8 月，内部刊印。

《汉字、教育、中医药文化资料选编》（1－6 编），李今庸编著，选用报刊上发表的有关文字文化、教育和中医药文化资料而汇编的专门集册。2003—2009 年，内部刊印。

《舌耕馀话》，李今庸著，作者在兼任政协等多项社会职务期间，从事中医药事业的医政医事专门著作。2004 年 10 月，中国中医药出版社出版。

《古籍录语》，李今庸编著，选录古代典籍中关于启迪思想，予人智慧，为人道德之锦句名言而编著的人文专著。2006 年 8 月，内部刊印。

《李今庸医案医论精华》，李今庸著，作者临床验案精选和中医学术问题研究的专著。2009 年 4 月，北京科学技术出版社出版。

《李今庸中医科学理论研究》，李今庸著，中医科学基础理论体系和基本学术思想研究的专著。2015 年 1 月，中国中医药出版社出版。

《李今庸黄帝内经考义》，李今庸著，作者历半个世纪对《黄帝内经》疑难问题研究的学术专著。2015 年 1 月，中国中医药出版社出版。

《李今庸读古医书札记》，李今庸著，辑作者历年来在全国各地刊物上发表的关于古典医籍和古典文献的考释、考义、揭疑、析疑类文章的学术著作。2015 年 4 月，科学出版社出版。

《李今庸特色疗法》，李今庸主编，整理和总结了具有中医学特色的穴敷疗法、艾灸疗法、拔罐疗法、耳穴贴压法等治疗病证的专著。2015 年 4 月，科学出版社出版。

《李今庸经典医教与临床研究》，李今庸著，作者集中医经典教学和经典性临床研究的教研专著。2016 年 1 月，科学出版社出版。

《李今庸医惑辨识与经典讲析》，李今庸著，对有关经典医籍、医学疑问的解疑辨惑及经典著作课堂讲解分析的学术专著。2016 年 1 月，科学出版社出版。

《李今庸临床医论医话》，李今庸著，作者关于中医临床的医学论述和医语医话的学术专著。2017 年 3 月，中国中医药出版社出版。

《李今庸中医思考·读医心得》，李今庸著，作者独立思考中医药学实质和中医药学术发展方向性研究的学术专著。2018 年 3 月，学苑出版社出版。

《续古医书研究》，李今庸著，为《古医书研究》续笔，再以开创性的中医治经学方法继续研究中医古典著作之学术力作。将由学苑出版社出版。

另有待出版著作（略）。

李琳　湖北中医药大学

2018 年 5 月 1 日

出版说明

《医学研究笔记》是李今庸教授20世纪50至70年代初，在从事中医经典教学过程中，写下的关于《金匮要略》《黄帝内经》和中医基础理论方面的研究内容。其中亦有内容曾整理发表在期刊上，但作为原始笔记，尚属首次公开。《读古医书随笔》曾由北京人民卫生出版社在1984年6月出版，是李老现代医学名著，今收录于此，以便存世。本书内容反映了李今庸教授早期的医学思想和经典理论研究水平，可供从事中医教学、研究、临床工作的朋友学习参考使用。

前言（代）

吕炳奎同志在《中医界必须认清自己的责任》一文里说过；“不可讳言，在解放前国民党反动统治时期，中医在学术上完全没有地位，受到歧视、排斥的严重摧残。因而极大数的中医，对祖国医学缺乏系统的学习和钻研，理、法、方、药的理论体系没有真正的掌握，学术水平和医疗水平受到很大的限制。”这是科学的历史分析。我们中医必须正确地认识自己，端正态度，刻苦钻研，以便真正地掌握中医学术，在党的中医事业上，在继承和发扬祖国医学遗产的道路上做出有益的事情。

李今庸
1963 年 4 月

目录

《黄帝内经》的诊断方法之一——“目诊”

“目诊”，是中医“望诊”中的一部分，为祖国医学的诊断方法之一。它具有相当的临床使用价值。它可以正确地诊断人体内部病变的部位、性质和轻重程度，从而确定其对疾病的处理方法，并且它还可以预测疾病的后果。这种方法，早在数千年前就已被我们祖国的古代医学家所重视、所掌握、所运用。祖国医学在这方面和在其他方面一样积累了十分丰富和十分宝贵的经验知识。《黄帝内经》一书系统地阐述了有关“目诊”的内容，给祖国医学的目诊奠定了牢不可破的基础。现在我们中医在对祖国医学进行全面温课的今天，有必要对《黄帝内经》书中有关“目诊”的记载，作一次系统的复习。

目诊在临床工作中的重要性

所谓“目诊”，就是指医者通过观察病人两目的五色和形状的变化情况而审其知疾病所在和疾病性质的一种诊断方法，也是临床诊疗工作中必不可少的一种诊断方法。《灵枢·邪客》里指出，医者诊察疾病，必须“视目之五色，以知五藏而决死生”，《灵枢·四时气》也强调在临床工作中要“视其目色，以知病之存亡”。这些都说明了“目诊”在临床工作中的重要性。

目诊可以诊察人体内部病变的理论依据

从两目的五色和形态的改变，来诊知人体内部疾病的变化，这在机械唯物论者的学说里是不可想象的，然而祖国医学的《黄帝内经》一书作了正确的解答。《灵枢·大惑论》里说："五藏六府之精气，皆上注于目而为之精，精之窠为眼，骨之精为瞳子，筋之精为黑眼，血之精为络，其窠气之精为白眼，肌肉之精为约束，裹撷筋骨血气之精而与脉并为系。"《灵枢·五癃津液别》里说："五藏六府之津液，尽上渗于目。"《灵枢·邪气藏府病形》里说："十二经脉，三百六十五络，其血气皆上于面而走空窍，其精阳气上走于目而为睛。"《素问·五藏生成》里说："诸脉者，皆属于目。"《灵枢·大成论》里说："目者，五藏六府之精也，营卫魂魄之所常营也，神气之所生也。"根据上述记载，充分表明了两目和人体内部的密切联系性。人体内部的任何一点发生病变，都必定会在两目区域内与之相应的部分发生一定的反应。这种反应，还必须会是随着体内病变部位和病变性质的不同而为不同表现。《灵枢·寒热病》所载"阳气盛则瞋目，阴气盛则瞑目"，《素问·风论》所载"肝风之状……诊在目下，其色青""风气与阳气入胃，循脉而上至目内眦，其人肥则风气不得外泄，则为热中而目黄"，《灵枢·癫狂》所载"癫疾始发，先……目赤"，《素问·评热病论》所载"水在腹中，必使目下肿也"，《素问·三部九候论》所载"足太阳气绝者……死必戴眼"等，正说明了这个问题。因此，《素问·解精微论》篇所说"人有德也，则气和于目，有亡，忧知于色"，也就成为一种必然的现象。

目诊的临床运用

两目既然与人体内部有着密切的联系，其人体内部有了病变，通过两目的诊察来求得对疾病的明确诊断，自当属于没有疑义的问题。然而《黄帝内经》一书是在怎样地运用目诊呢，它和祖国医学的其他诊断方法一样，在整体观念的思想指导下，以阴阳五行、藏府经络、营卫气血等学说辩证地论述了"目诊"的临床运用。《灵枢·论疾诊尺》说："目，赤色者病在心，白在肺，青在肝，黄在脾，黑在肾，黄白不可名者病在胸中。"又说："诊目痛，赤脉从上下者太阳病，从下上者阳明病，从外走内者少阳病。"《素问·平人气象论》说："目内微肿，如卧蚕起之状，曰水。”又说：“目黄者，曰黄疸。”《素问·三部九候论》说：“瞳子高者，太阳不足，戴阳者，太阳已绝。”《灵枢·寒热》说：“……反其目视之，其中有赤脉，上下贯瞳子，见一脉，一岁死，见一脉半，一岁半死，见二脉，二岁死，见二脉半，二岁半死，见三脉，三岁而死，见赤脉不下贯瞳子，可治也。”《素问·五藏生成》说：“凡相五色之奇脉，面黄目青，面黄目赤，面黄目白，面黄目黑者，皆不死也。面青目赤，面赤目白，面青目黑，面黑目白，面赤目青，皆死也。”《素问·脉要精微论》说：“夫精明五色者，气之华也，赤欲如白裹朱，不欲如赭，白欲如鹅羽，不欲如盐，青欲如苍壁之泽，不欲如蓝，黄欲如罗裹雄黄，不欲如黄土，黑欲如重漆色不欲如地苍。五色精微象见矣，其寿不久也。”《灵枢·热病》说：“目中赤痛，从内眦始，取之阴跻。”《灵枢·经筋》说：“足之阳明，手之太阳，筋急则口目为僻，眦急不能卒视，治皆如右方（严者按：右方，指“治在燔针劫刺，以知为数，以痛为输”）也。”这说明了《黄帝内经》讨论“目诊”一法的系统性。它阐述了运用“目诊”诊察人体内部疾病的部位、性质、轻重程度和预测疾病后果以及根据“目诊”所得病情进行治疗的一般法则和具体方法，指导着中医临床的实践。《金匮要略·藏府经络先后病》篇第3节所说：“其目正圆者，痉，不治”，就是根据《灵枢·终始》“太阳之脉，其终也，戴眼反折”的话提出来的。

根据上面所述，目诊这一方法，在临床上有着非常重大的指导意义，确实可以“知五藏而决死生”，但是这并不等于目诊一法万能，目诊可以决定一切，有了目诊就可以排斥其他的一切诊断方法。相反地，目诊还必须配合其他诊断方法，才能对疾病得到更加比较正确的诊断。根据《灵枢·经脉》中所载，大肠手阳明病有目黄，脾足太阴病有目黄（黄疸），心手少阴病有目黄，小肠手太阳病有目黄，膀胱足太阳病有目黄，肾足少阴病有目黄（黄疸），心主手厥阴病有目黄，上面所引《素问·风论》载风气与阳明入胃的病也有目黄，说明这“目黄”一证是有各种各样的性质的，临床上是应该有所区别的。然而在临床上要判别各种目黄的性质，就必须要依靠其他诊断方法所得的证状和目黄之证结合起来进行分析，进行辨证，否则，就会使人无法辨认。这种祖国医学的望、闻、问、切的多种方法结合诊断的诊断方式，在《黄帝内经》一书里有着相当高度的重视，它特别强调声、息、色、脉和病人所苦的自觉证状的综合辨证，无论是在理论的指导原则上或者是在临床的具体辨证上。《素问·脉要精微论》说："切脉动静而视精明，察五色，观五藏有余不足，六府强弱，形之盛衰，以此参伍，决死生之分。"《灵枢·九针十二原》说："观其色，察其目，知其散复，一其形，听其动静，知其邪正。"《灵枢·小针解》释之说："睹其色，察其目，知其散复，一其形，听其动静者，言上工知相五色于目，有知调尺寸小大缓急滑涩，以言所病也……"，这就在诊断原则上论述了"目诊"和"脉诊"的配合作用。《素问·水胀》说："水起始也，目窠上微肿，如新卧起之状，其颈脉动，时咳，阴股间寒，足胫肿，腹乃大，其水已成矣。以手按其腹，随手而起，如裹水之状，此其候也。"《素问·评热病论》说："……少气时热，时热从胸背上至头，汗出手热，口干苦渴，小便黄，目下肿，腹中鸣，身重难以行，月事不来，烦而不能食，不能正偃，正偃则咳，病名曰风水。"这些正是《黄帝内经》对目诊和闻诊、问诊以及其他诊断方法配合运用的具体描述。目诊和其他各种诊断方法配合运用，这正是《黄帝内经》所载"目诊"的特点。事实上，也只有这样，才能符合祖国医学的辨证论治，才能真正发挥"目诊"一法的正确作用。"黄帝内经"的这种具有整体观念的"目诊"方法，已经通过长期的实践经验，证明具有高度的临床使用价值。因此，它数千年来一直在科学地指导着中医的实践。张仲景的著作中广泛地运用了这种方法。《伤寒论·阳明病》篇第 277 节："伤寒发汗已，身目为黄，所以然者，以寒湿在里不解故也。"《金匮要略·痉湿暍病》篇第 7 节："病者身热足寒，颈项强急，恶寒，时头热，面赤目赤，独头动摇，卒口噤，背反张者，痉病也。"又《百合狐蜮阴阳毒病》篇第 10 节："狐蜮之为病，状如伤寒，默默欲眠，目不得闭，卧起不安，蚀于喉为蜮，蚀于阴为狐，不欲饮食，恶闻食臭，其面乍赤、乍黑、乍白。"又《黄疸病》篇第 7 节："酒疸下之，久久为黑疸，目青面黑，心中如啖蒜齑状，大便正黑，皮肤爪之不仁，其脉浮弱。"《伤寒论·阳明病》篇第 228 节："直视，谵语，喘满者，死。"又第 230 节："伤寒若吐若下后不解，不大便五六日，上至十余日，日晡所发潮热，不恶寒，独语如见鬼状。若剧者，发则不识人，循衣摸床，惕而不安。微喘，直视，脉弦者生，涩者死。”《金匮要略·惊悸吐衄下血胸满瘀血病》篇第2节：“尺脉浮，目睛晕黄，衄未止。晕黄去，目睛慧了，知衄今止。”又《水气病》篇第11节：“夫水病人，目下有卧蚕，而目鲜泽，脉伏，其人消渴。病水腹大，小便不利，其脉沉绝者，有水，可下之。”《伤寒论·太阳病》篇第108节：“得病六七日，脉迟浮弱，恶风寒，手足温。医二三下之，不能食而胁下满痛，面目及身黄，颈项强，小便难者，与柴胡汤，后必下重……”又《少阳病》篇第282节：“少阳中风，两耳无所闻，目赤，胸中满而烦者，不可吐下，吐下则悸而惊。”《金匮要略·百合狐蜮阴阳毒病》篇第13节：“病者脉数，无热，微烦，默默但欲卧，汗出，初得之三四日，目赤如鸠眼，七八日，目四眦黑。若能食者，脓已成也，赤小豆当归散主之。”又《血痹虚劳病》篇第18节：“五劳虚极羸瘦，腹满，不能饮食，食伤、忧伤、饮伤、房室伤、饥伤、劳伤、经络营卫气伤，内有干血，肌肤甲错，两目黯黑，缓中补虚，大黄蛰虫丸主之。”又《水气病》篇第5节：“里水者，一身面目黄肿，其脉沉，小便不利，故令病水。假如小便自利，此亡津液，故令渴也，越婢加术汤主之。”《伤寒论·阳明病》篇第269节：“伤寒六七日，目中不了了，睛不和，无表里证，大便难，身微热者，此为实也，急下之，宜大承气汤。”这些条文，十分有力地表明了张仲景的著作广泛而又正确地运用了这种科学的“目诊”。同时，也证实了《黄帝内经》的“目诊”在指导后来祖国医学临床实践的伟大作用。

结　语

当然，《黄帝内经》的“目诊”，由于当时历史条件的限制，它没有用也不可能用现代科学方法来说明，但是它在几千年的祖国医学临床实践的严格检验中，证明是一种有用的东西，是一种医疗工作中行之有效的诊断方法，因此，我们必须重视它、学习它、继承它和发扬它。根据“耳针疗法”的两耳和体内各部联系的现象，我们有充分理由相信，在伟大的中国共产党的英明领导下，通过中西医的团结合作和共同努力，不久的将来，祖国医学的“目诊”的“两目和体内各部密切联系”的这一学说，定会得到现代科学方法的证实！

（1959 年 8 月写自湖北省中医学院，1961 年 4 月补抄）

《金匮要略》“消渴小便利淋病脉证并治第十三篇”的我见

自从党的中医政策发布以后，中央卫生部制定了“系统学习，全面掌握，整理提高”的对待祖国医学遗产的方针，并向我们中医发出了“全面温课”的号召。然而我们温课的目的，是在于继承和发扬祖国医学遗产，是在于使古人的经验知识为我们现代的生产建设服务，因此，我们在温课的时候，必须以诚恳、真实的态度，虚心地勤求古训，对古人的东西作出细致的深刻的精湛研究，彻底掌握古人的东西予以取舍，以达到古为今用的目的。

我们为了系统学习、全面掌握祖国医学，温课必须先从四部经典著作着手。《金匮要略》之书，是祖国医学的四大经典之一，当然就是我们每个中医必须温习的一门课程。然《金匮要略》之书，著作于距今一千七百余年的后汉时代，内容异常简奥，文字又多错讹和脱落，我们怎样才能把它研究好而不致于主观臆度呢？我认为：必须用辩证唯物主义的方法，才有可能得出一个比较接近正确的认识，其他的任何望文生义的方法都不可能研究成功。根据马克思主义者的观点，世界上的一切事物总是发展的，因而文化艺术（包括语言、文字）在某一时期内就有某一时期的特点。其《金匮要略》一书，既是后汉时代的产物，这运用汉代及其前后不远时期的文献来研究它、证实它，必然要显得比较可靠些。

为了祖国医学的正常发展，为了使古代的东西为现在服务，我特本“百家争鸣”的精神，对《金匮要略》一书的《消渴小便利淋病脉证并治第十三》篇”提出个人的看法，来和同道们商讨。

《消渴小便利淋病脉证并治第十三》这一篇的内容包括三种病，就是消渴、小便利和淋病。这三种病有时单一出现，有时相兼并现，如：

文蛤散证等是消渴病独现，蒲灰散证等是淋病独现，肾气丸证是消渴、小便利二病并现，五苓散证等是消渴、淋病二病并现。因为如此，《金匮要略》才将这三种病合为一篇，也因为如此，这一篇才叫做“消渴小便利淋病……”篇。有一些金匮注家见到篇中没有小便利病的专证专方而有小便不利之文，就不加研究而冒然地把篇题中的小便利句中加一个“不”字，改为“小便不利”，这是非常不妥当的。因为这样做，可以模糊本篇三种疾病的真相，可以贬低本篇在临床上的真实价值。有些人不是已经喊叫本篇文蛤散证、五苓散证、猪苓汤证、栝蒌瞿麦丸证等“非为”真消渴、淋病是“有论无方”吗？

其实，本篇的篇题并没有错。从其内容上看，上述已足以资证。再看大多数学者都承认的一种比较可靠的金匮版本，即所谓徐镕本，它里面就是作的这样一个篇题，同时，金匮赵开美本的本篇也是作的同样的篇题。另外，晋代王叔和《脉经》载此也没有这个“不”字，是作“平消渴小便利淋脉证第七”。因此，这一篇的篇题没有错讹，是显然在目而勿庸置疑的。

本篇所论述的一般消渴病证的主要特点，是在于“善消而大渴”，决不以小便利多为主症。篇中肾气丸证言渴而小便反多，五苓散证、猪苓汤证、栝蒌瞿麦丸证言渴而小便不利，文蛤散证、白虎加人参汤证言渴而不及于小便，这有力地表明了本篇所论述的一般消渴病证的主要症候并不关于小便之多。当然，消渴病也有尿多现象的，如本篇第4节里说：“男子消渴，小便反多，以饮一斗，小便一斗……”，《素问·气厥论》里说：“心移寒于肺，肺消。肺消者，饮一溲二……”，但这前者只是肾气丸证的“男子消渴”，后者只是死不治的“肺消”，它绝不能代表所有消渴病证的小便现象。然有的金匮注家认为消渴病一定要小便多，认为消渴病的主症就是“善渴而多尿”，这种理解是错误的，尤其用对号入座的方式把本篇的消渴病证说成是西医学上所谓的糖尿病和尿崩症，更属荒唐之至！

至于病渴而又小便利多者，这不是消渴之病，而是巢氏病源、千金要方、外台秘要等书所记载的“随饮、小便是也”的“渴利”病证。

本篇所载小便利一病，除与消渴并现的肾气丸证之外，别无专文论述，这可能是本篇内容有所脱落之故。但是，绝对不能因此就把“小便利”中加一个不字改为小便不利，也绝对不能因此就认定小便利不是一个病。《巢氏病源》一书中载有“内消候”和“小便利多候”，它说：“内消候者，不渴而小便多是也”（参五“内消候”），“小便利多者，由膀胱虚寒……不能温其藏，故小便白而多”（参十四“小便利多候”），等等，这充分地证明了小便利一病的确实存在。

本篇所载的淋病包括小便不利，小便不利也包括淋病。篇中第 8 节—第 12 节的排列及其内容的论述，清楚地表明了这一点。特别是第 12 节，更有力地说明着篇中淋病和小便不利的关系。第 12 节说：“小便不利者，蒲灰散主之，滑石白鱼散、茯苓戎盐汤并主之”。本节证状只说“小便不利”，其方都可以治淋病，备急千金要方卷第二十一淋闭第二载：“治小便不利，茎中疼痛，小腹急痛……方：蒲黄、滑石等分，右二味治下筛，酒服方寸匕，日三服。”又载：“治小便不通……方：石首鱼头石末，水服方寸匕，日三。”前者就是蒲灰散（份量、服法，稍有差异），后者就是滑石白鱼散方中主药之一——白鱼，神农本草经载滑石主癃闭利小便，发主五癃关格不通利小便水道，这就说明了本篇淋病和小便不利的密切关系，足为本篇淋病包括小便不利、小便不利包括淋病的有力证明；另外，中国医学大辞典也收本节各方和栝蒌瞿麦丸等方于淋病条下。因此，说本篇淋病有论无方是没有根据的。本篇淋病是有论有方的确实存在，应该是没有疑义的。

在祖国医学的经典著作里，淋，又作“癃”。淋字和癃字，在古代是同声通用的。《黄帝内经》和《神农本草经》用癃多而用淋少，至后汉张仲景的著作——《伤寒论》和《金匮要略》尽用淋而未用癃，这可能是汉代因避汉殇帝名“隆”的所谓“御讳”而单用淋字并形成习惯称“淋”所使然。《神农本草经》载说：贝母主淋沥邪气（见卷二），白鲜主淋沥（同上），车前子主气癃（见卷一），斑苗破石癃（见卷三），马刀破石淋（同上），石胆主石淋（见卷一），石龙子主五癃邪结邪气破石淋（见卷二），桑螵蛸通五淋（见卷一），冬葵子主五癃（同上），燕屎破五癃（见卷二），豚卵主五癃（见卷三），贝子主五癃（同上），瞿麦主关格诸癃结（见卷二），髪髲主五癃关格不通（见卷一），石韦主五癃闭不通（见卷二），滑石主癃闭（见卷一），石龙刍主淋闭（同上）；《黄帝内经》载说：“有癃者，一日数十溲”（见《素问·奇病论》），“膀胱不利为癃”。（见《素问·宣明五气》篇），“胞移热于膀胱，则癃溺血”（见《素问·气厥论》），“三焦者……入络膀胱，约下焦，实则闭癃”（见《灵枢·本输》篇），“是主肝所生病者……闭癃”（见《灵枢·经脉》篇），“涸流之纪，其病癃闭”（见《素问·五常政大论》），“……民病……癃闭”（见《素问·六元正纪大论》），“……小便黄赤，甚则淋”（同上），《金匮要略》载说：“热在下焦者，则尿血，亦会淋秘不通”（见《五藏风寒积聚病》篇第19节），“淋之为病，小便如粟状……”（见本篇第8节）。这些就是淋、癃二字在古医书上通用的明显证据，也是本篇淋病包括小便不利的良好证明。

前面说过，事物总是发展的。在语言、文字都比较简单，人们的知识也不能和现代相比拟的古代，在医学上用一个病名来称呼两个或者更多的相类似的病证，并不是什么稀罕的事情。从《金匮要略》“呕吐哕下利病篇”的“下利”包括连续大便而排出胶粘物的所谓“痢疾”和连续大便而排出水样便的所谓“泻泄”来看，本篇的淋病，包括小便不通和小便涩痛以及小便不畅等，也是一种自然的现象。——有些金匮注家硬喊叫说本篇淋病有论无方，硬把本篇篇题中小便利的利字上面加个“不”字改为“小便不利”而把小便不利和淋病对立起来，抹煞小便利一病，这是非常不恰当和非常不对头的。

马克思主义者说，研究任何一个东西或者任何一种事情，都必须按照它自己的本来面貌去认识它，不能用也不应该用任何主观意图去掩盖它的或者改变它的真正面貌。当然，研读古书也必须是这样。我在这篇“金匮要略‘消渴小便利淋病脉证并治第十三篇’的我见”一文里，对本篇篇题及内容——消渴、小便利、淋等三种病的记述，一反历代金匮注家的看法而提出了个人见解，其中可能也有很多谬误之处，尚希望同道们予以指正！

（1959年“十一”国庆十周年写于湖北省中医学院金匮教研组。1961年“五一”国际劳动节前夕补抄。）（本文已被“江西中医药”杂志刊登于1960年10月号）

我们继承和发扬祖国医学遗产，要做到能讀古人之書不为古書所奴，能用古人之方不为古方所囿。

1959.12.31.

李今庸重题（补）1959.舊字

用矛盾论的观点看祖国医学阴阳学说的科学性

我国目前正掀起了一个轰轰烈烈的学习毛泽东同志著作的高潮。这个学习运动的开展，无疑地将使人们的思想认识大大提高，将使人们的思想面貌为之改观。它有力地改造着人们对于客观世界认识的观点。一个生活在伟大的毛泽东时代里的我，这次幸福地也成为了学习运动中的一员。然我在学习了毛泽东同志的伟大著作之后，特别是在学习了毛泽东同志所著作的“矛盾论”一书之后，使我对于祖国医学的阴阳学说，有了较进一步的体会，产生了新的认识。

“矛盾论”一书开头即告诉我们：“事物的矛盾法则，即对立统一的法则，是唯物辩证法的最根本的法则。”接着它又指出：“这个辩证法的宇宙观，主要地就是教导人们要善于去观察和分析各种事物的矛盾的运动，并根据这种分析，指出解决矛盾的方法。”因此，具体地了解事物矛盾这一个法则，对于我们是非常重要的。因为不具体地了解事物的矛盾法则，就无从观察和分析各种事物的矛盾运动，也就无从找出解决矛盾的方法。

然而，辩证法的宇宙观，在中国，在古代就产生了。这是“矛盾论”一书中所告诉我们的。然而，我们祖国医学的阴阳学说，正是我国先民的唯物辩证法的宇宙观在祖国医学中的体现。

祖国医学阴阳学说的产生，是我们劳动祖先在长期医疗实践的活动中，观察到人是一个统一整体的机体，其机体和机体各部的发展和变化，祖国医学上各个对象或各个现象的发展和变化，其本身内部都存在着两个不同面的对立，都有其反面和正面，都有其衰颓着的东西和发展着的东西……也就是内在的矛盾，然其矛盾的双方，是互相依赖、互相关联又是互相排斥、互相斗争的，医学上各个对象或各个现象本身固有的内在矛盾的相互斗争，是其自己不断向前发展的根本因素，因而产生了对立统一的矛盾运动的观念，并以当时哲学上通用的阴阳二字，创造了祖国医学的“阴阳学说”。

阴阳，是祖国医学中事物发展过程中每一种矛盾的两个方面。《素问·天元纪大论》里说：“阳中有阴，阴中有阳。”阳中之阴气和阳外之阴气（即对立着的阴）交结着，阴中之阳气和阴外之阳气（即对立着的阳）交结着。说明这矛盾着的两个方面是互相对立的，但不是各自孤立的，而是互相渗透、互相贯通、互相依赖、互相紧密联结着的，你中有我，我中有你，这就是一般所谓的“阴阳互根”和“阴阳互交”。没有阳，阴就成为死阴（无所谓阴），没有阴，阳也就成为绝阳（无所谓阳）。失去一方，他方即不存在，双方互相斗争而又互相联结。所以阴阳这矛盾着的两侧，各自和它对立着的方面为自己存在的条件，双方共处于一个统一体中。

阴阳学说，在祖国医学中概括着各个对象或各个现象的一切矛盾着的对立的两个方面。如：藏府、经络、腹背、上下、左右、内外、营卫、气血、升降、出入、浮沉、清浊、明晦、刚柔、水火、生杀、动静、奇偶、寤寐、表里、寒热、虚实、盛衰、冬夏、日夜、开阖、天地……等等，无不包含于阴阳学说之中。阴阳在祖国医学中是普遍存在的，它存在于祖国医学的事物发展的一切过程中，又贯串于一切过程的始终。因此，它毫不动摇地指导着祖国医学的一切临床实践的活动。没有阴阳，就没有祖国医学的一切。《素问·宝命全形》篇里说：“人生有形，不离阴阳”，正模范地阐明了这一点。

《素问·阴阳离合论》里说：“阴阳者，数之可十，推之可百，数之可千，推之可万，万之大不可胜数，然其要一也。”医学上各个对象或各个现象内部都有着自己的对立的两面——“阴阳”。无数的医学上的对象或现象就有无数的阴阳。然而尽管医学上有着无数的阴阳，但总起来还是“一个阴阳”。无数的小的阴阳，汇成为一个大的阴阳。一个大的阴阳中，包含着无数的小的阴阳，而无数的小的阴阳中，每一个阴阳都有着自己的特点，而与其他的阴阳表示着质的差别。如：下焦之阴阳，其特性是上交；上焦之阴阳，其特性是下交；而中焦之阴阳，其特性又是枢转而交通上下。再如：先天之阴阳，其特性是生化正气；后天之阴阳，其特性是消化水谷。又如：藏府之阴阳，其特性是内守真气，躯体之阴阳，其特性是外御病邪。阴阳学说，不仅在祖国医学总的方面有其普遍性，而且在祖国医学具体事物的发展过程中有其特殊性。正是这种事物的特殊性为祖国医学认识事物的基础，祖国医学才有可能区别各个事物，才有可能进行临床医疗的实践活动。祖国医学如果不注意阴阳的特殊性，就无从确定医学上这一对象或这一现象不同于他一对象或他一现象的特殊的本质，就无从发现医学上各个对象或各个现象的运动发展的特殊的原因，也就无从辨别医学上的各个对象或各个现象。这样，也就无法进行“辨证论治”的医疗活动。

“矛盾论”说：“一切矛盾的东西，互相联系着，不但在一定条件之下共处于一个统一体中，而且在一定条件之下互相转化。”阴阳，是祖国医学上事物发展过程中的对立的两面，是一个事物的相反的两个方面。这个相反的两个方面即事物内部矛盾着的两侧，经常是在互相斗争、互相排斥着。其互相斗争、互相排斥的结果，都在一定的条件下，向着和它自己相反的方面转化，向着和它自己的对立方面所处的地位转化，阴转化为阳，阳转化为阴。《素问·阴阳应象大论》里说：“重阴必阳，重阳必阴。”《灵枢·论疾诊尺》篇里说：“寒生热，热生寒，此阴阳之变也”，这就是说的阴阳相互转化。

“天一生水，地二生火”“高下相召，升降相因”。《素问·六微旨大论》里说：“升已而降，降者谓天，降已而升，升者谓地”“天气下降，气流于地，地气上升，气腾于天。”阳气生于阴中，其性上升，然上升到一定程度因阴之相吸即下降而转化为阴；阴气生于阳中，其性下降，然下降到一定程度因阳之相嘘即上升而转化为阳（附图）。阴阳的相互转化，是依据着一定条件的。这种条件：在阳转化为阴，是和阳相对立的阳气相吸；在阴转化为阳，是和阴相对立的阳气相嘘。然相

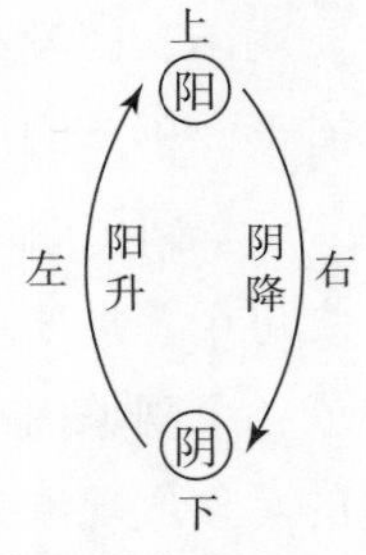

阴阳互相转化图

吸相嘘的二者，其所以能够成为条件而引起阴阳——即祖国医学事物发展过程中的矛盾着的对立的双方互相转化，就在于它善于通过矛盾着的对立的双方的这一方面或那一方面的内部因素而发生作用。矛盾着的对立的双方——阴阳互相斗争的结果，无不在一定条件下互相转化。

“矛盾论”指出：“自然界的变化，主要地是由于自然界内部矛盾的发展。”祖国医学的阴阳学说，是医学上事物发展过程中的互相对立的两个方面，是医学上事物发展过程中的内部矛盾。这对矛盾，这两个相反的东西，共处在一个统一体中既互相依赖、互相联结着而又互相排斥、互相斗争着。医学上事物发展过程中的矛盾着的对立的两侧的这种互相联结和互相斗争相结合，构成了祖国医学一切事物的阴阳运动。祖国医学的“阴阳”——即医学上各个对象或各个现象的内部矛盾的不断揭露、不断斗争、不断统一，促成医学上各个对象或各个现象的动而不息，促成医学上各个对象或各个现象的生化不已，促成医学上各个对象或各个现象的新陈代谢，促成医学上各个对象或各个现象的不断运动、不断变化、不断出新的和不断发展。《素问·六节藏象论》里说：“生之本，本于阴阳。”《素问·阴阳应象大论》里说：“阴阳者，天地之道也，万物之纲纪，变化之父母，生杀之本始，神明之府也。”

医学上各个对象或各个现象的发展和变化——运动，都是在采取相对地静止的状态（阴态）和显著地变动的状态（阳态）进行着。它总是在不断地通过第一种状态（阴态）转化为第二种状态（阳态）而由数量的变化进到性质的变化。然而，其两种状态的运动，却又都是由于医学上各个对象或各个现象的本身内部包含的两个矛盾着的因素——阴阳——互相斗争所引起的。因而阴阳的相互斗争，又存在于两种状态中。

祖国医学中的阴阳，是医学上事物发展过程中的矛盾着的对立的两面，二者互相联结又互相斗争，共处于一个统一体中，在一定条件下互相转化，祖国医学总的方面有其普遍性，祖国医学具体事物的发展过程中有其特殊性。

祖国医学的阴阳学说，是我们祖先在长期劳动实践中创造出来的。它符合于辩证法观点，具有着高度的科学性，它揭露了医学上事物发展过程中的内在矛盾，给祖国医学提供了对医学上各个对象或各个现象的认识的基础，从而确立了祖国医学辨证论治的准则，它坚强地证实了马列主义在自然科学领域里的指导价值和领导地位。

（1960 年 4 月写）

《金匮要略》一书的读法（草稿）

《金匮要略》一书，是汉代张仲景所著“伤寒杂病论”中的杂病部分，也是祖国医学的经典著作之一。它囊括了我国东汉以前的医学知识，整理了东汉当时民间的医疗经验，以阴阳五行、藏府经络、营卫气血等学说为基础，创造性地发展了具有整体观念的辨证论治的祖国医学理论，而为祖国医学临床实践说明病因、诊断、预防和治疗方法。它是一部理论结合实际的医学专著。它在以辨证论治为特点的祖国医学里，又具有“分类简明、辨证切要”的优点，所以它1700多年以来一直是在指导着中医临床工作的实践，它实为中医治疗内科杂病的一部宝贵典籍，因而它也就是我们每个修习中医的一部必读之书。现在为了继承和发扬祖国医学遗产，为了使《金匮要略》这部书在社会主义生产建设中发挥更大的服务作用，我们有必要对它进行精湛的研究，以求得彻底地了解它、掌握它和利用它，使其更好地古为今用。

《金匮要略》，成书于1700年前的后汉时代，文字既古奥，内容又颇多错讹和脱简，若不运用一定的学习方法，是不容易把它学好的。然而，只要明确了学习目的，知道了它的特点，运用适当的学习方法，再利用一些阅读该书的工具帮助学习，掌握它也并不是非常艰难的事情。现在我将个人对《金匮要略》一书的读法介绍出来，以供阅读该书者作为参考。

一、学习主要精神，不要死抠字眼或死于句下

由于现行《金匮要略》之书，为宋翰林学士王洙在馆阁日于蠹简中发现，其中脱简错误颇多。例如，《五藏风寒积聚病》篇五藏各有中风、中寒，今脾只载中风不载中寒，而肾中风、中寒均不载；又如《痉

湿暍病》篇第七、八两节的条文错脱等。再加上汉代的文字简奥、笔法古老，学习时应读掌握其主要的精神、实质，不能钻牛角尖死扣字眼以辞害义。如《藏府经络先后病》篇第十三节："风中于前，寒中于暮"，《百合狐蜮阴阳毒病》篇第一节："百合病……每溺时头痛者，六十日乃愈，若溺时头不痛淅然者，四十日愈，若溺快然但头眩者，二十日愈"前者是说热邪归阳、寒邪归阴。邪气总是循着"物从其类"的规律伤人；后者是说百合病证现"溺时头痛"的为病重而愈期较长，证现"溺时头不痛淅然的"为病较轻而愈期较短，证见"溺快然但头眩的"为病更轻而愈期更短，决不能机械地把前者理解成为风邪只能在上午伤人而下午不伤人、寒邪只在下午伤人而上午不伤人，把后者理解成为出现不同症状的百合病一定要是"六十日乃愈""四十日愈""二十日愈"，一天也不能多一天也不能少，如果这样死死地去理解，就将与临床的实际情况不相合。再如《疟病》篇第二节："病疟以月一日发，当以十五日愈"，《五藏风寒积聚病》篇第十八节："三焦竭部"，前者是说疟病以月来计算，其一日一发的应当在十五日随天云气节换易而愈，后者是说上、中、下三焦因为虚竭而不能各司其事、不能相互为用，若果死死地去抠字眼，二者都将成为不可理解的东西。又如《血痹虚劳病》篇第三节："夫男子平人，脉大为劳，极虚亦为劳"。意思是说人的形体虽无证状而脉象已出现了"大"或者"极虚"。这是虚劳之渐精气内损，已将成为虚劳病证。所谓"男子"是指房劳伤肾，并不是说本节的病只害男子而女子不害，同时，也不是说指所有男子，而是只指年龄壮盛男子，它并不包括老年男子和少年男子在内，否则，与实际不符；所谓"平人"是指脉病形不病，并不是指真正健康人，否则，又何以解释脉"大"或者"极虚"的脉象。

二、参阅汉代及其前后不远时代的医学著述

如《黄帝内经》《八十一难经》《神农本草经》《伤寒论》《金匮玉函经》《甲乙经》《脉经》《肘后方》《诸病源候论》《千金要方》《千金翼方》以及《外台秘要》等，来帮助学习。它的作用有二：一因其著作年代与"金匮要略"的成书年代相距比较不远，因而其语言文字

和学术思想都较相接近，可以相互汇通，这就大大地便利于学习时能够正确地理解《金匮要略》内容的原意；一因其记载有《金匮要略》内容的原文，可以校勘《金匮要略》条文的谬误，使其现出本来面貌，而便于学习。关于前者，例如《黄疸病》篇第十五节："黄疸病，茵陈五苓散主之"，本文只有"黄疸病"三字，而没有具体症状，然茵陈五苓散又不可能主治所有的黄疸病，这就需要参究《素问・平人气象论》"溺黄赤安卧者，黄疸""目黄者，曰黄疸"之文才可了解本节黄疸病中包括的有目黄、溺黄赤、安卧等症状在内；再例如《腹满寒疝宿食病》篇第二十一节："问曰：人病有宿食，何以别之？师曰：寸口脉浮而大，按之反涩，尺中亦微而涩，故知有宿食，大承气汤主之"。本节只有脉象未载症状，若但从记载"寸口脉浮而大，按之反涩，尺中亦微而涩"的脉象上看，实际上无法知"有宿食"，也无法以"大承气汤主之"，当然，可以从本节的文气上读出其包括的有前面"腹满""寒疝"两病中所叙述的腹部胀满或绕脐疼痛的症状在内，但能以《伤寒论・阳明病》篇第二百五十六节"病人不大便，五六日，绕脐痛，烦躁，发作有时者，此有燥屎也，故使不大便也"，第二百五十八节"大下后，六七日，不大便，烦不解，腹满而痛，此有燥屎也，所以然者，本有宿食故也，宜大承气汤"之文互参，就更为明了、切实；又例如《肺痿肺痈咳嗽上气病》篇第八、九节："咳而脉浮者，厚朴麻黄汤主之""脉沉者，泽泻汤主之"，然仅凭咳而脉浮或脉沉，就无法运用厚朴麻黄汤或泽泻汤，这在《千金要方》和《脉经》上记载的症状比较详细，《备急千金方》卷十八大肠府方咳嗽第五："咳而大逆上气，胸满，喉中不利，如水鸡声，其脉浮者，厚朴麻黄汤""夫上气，其脉沉者，泽泻汤"《脉弦》平三关病候并治宜第三节："寸口脉沉，胸中引胁痛，胸中有水气，宜服泽泻汤……"。关于后者，例如《水气病》篇第四节："……咳而喘不渴者，此为脾胀，其状如肿，发汗即愈"其既为脾胀，证象为什么出现"咳而喘"且"其状如肿"而在治疗上"发汗即愈"？然据《灵枢・经脉》篇："肺手太阴之脉……是动则病肺胀满，膨膨而喘咳"之文，即可明白其"脾胀"为肺胀之误；再例如《腹满寒疝宿食病》篇第十七节："腹痛，脉弦而紧，弦则卫气不行，即恶寒，紧则不欲食，邪正相搏，即为寒疝。寒疝绕脐痛苦，发则白津出，手足厥冷，其脉沉紧者，大乌头煎主之”，其中“白津”是什么？然据《外台秘要》卷七寒疝腹痛方门“仲景伤寒论寒疝绕脐苦痛，若发则白汗出，手足厥寒，若脉沉弦者，二物大乌头煎主方”之文，即可明白其“白津”为白汗之误；又例如《痉湿暍病》篇第七节：“病者，身热足寒，颈项强急，恶寒，时头热，面赤目赤，独头动摇，卒口噤，背反张者，痉病也……发其汗已，其脉如蛇”，第八节：“暴腹胀大者，为欲解，脉如故，反伏弦者，痉”，其第七节的“其脉如蛇”句怎样理解？第八节的“暴脉胀大者，为欲解”句又怎样理解？必须据《脉经·平痉湿暍脉证第一》“痉病，发其汗已，其脉浛浛如蛇，暴腹胀大者，为欲解，脉如故，反伏弦者，必痉”（系注：“一云痉脉出欲已”）之条，才可明白第八节原是紧连在第七节之下，且其蛇字下面脱落“浛浛”二字，其文原作“……发其汗已，其脉浛浛如蛇暴，腹胀大者，为欲解……”；又例如《痉湿暍病》篇第二十二节：“风湿脉浮，身重汗出，恶风者，防己黄芪汤主之。防己黄芪汤方：防己一两，黄芪一两一分，甘草半两炒，白术七钱半，上锉，如麻豆大，每抄五钱匕，生姜四片，大枣一枚，水盏半，煎八分，去滓，温服，良久再服。喘者加麻黄半两，胃不和者加芍药三分，气上冲者加桂枝三分，下有陈皮者加细辛三分，服后当如虫行皮中，从腰下如水，后坐被上，又以一被绕腰下，温令微汗瘥”。其方煎法及药物分量均较异常，然据《备急千金要方》卷八诸风风痹第八“治风湿脉浮，身重汗出恶风方：汉防己四两，甘草二两，黄芪五两，生姜、白术各三两，大枣十二枚，右六味㕮咀，以水六升，煮取三升，分三服，服了坐被中，欲解如虫行皮中，卧取汗”之文，即可知道其方为后人改定而非《金匮》原方。

三、读于无字处

对于书中内容，不仅要从其正面、反面、侧面去进行学习、进行理解，而且要从其没有字句的地方找出问题，发现内容：

1. 从下文找出上面内容

在《金匮要略》的文章中，往往有省笔法的出现，这必须从下文中发现上面的内容。如《痰饮咳嗽病》篇第十八节：“病者脉伏，其人欲自利，利反快，虽利心下续坚满……”从“心下续坚满”之句，就可确定其“病者脉伏”句下，原有心下坚满之证存在；再如《黄疸病》篇第十三节：“谷疸之为病，寒热不食，食即头眩，心胸不安，久久发黄为谷疸，茵陈蒿汤主之。茵陈蒿汤方：茵陈蒿六两，栀子十四枚炒，大黄三两，右上三味以水一斗先煮茵陈蒿，减六升，内二味，煮取三升，去滓，分温三服，小便当利，尿如皂荚汁状，色正赤，一宿腹减，黄从小便去也”。从“小便当利”和“一宿腹减”之句，即可读出其病尚有小便不利和腹部满胀之症状存在。

2. 从方药中找出症状

《金匮要略》书中很多条文叙述的症状不详而包括在方药中，这叫作“寓证于方”或者说“证以方略”，例如《痉湿暍病》篇第二十节：“湿家身烦疼，可与麻黄加术汤发其汗为宜……”本节只“湿家身烦疼”，当然无法确定“可与麻黄加术汤”。然既可与麻黄加术汤，说明其病尚有麻黄汤的头痛、体疼、发热、恶寒、无汗而喘的症状存在；再例如《痰饮咳嗽病》篇第十七节：“夫短气，有微饮，当从小便去之，苓桂术甘汤主之，肾气丸亦主之”，同一微饮短气而方治有二，这必须从方药中找出二方的主治病证：苓桂术甘汤为温化胃阳而利小便之剂，其病当有心下逆满之证，肾气丸为温补肾气之剂，其病当有腰部疼痛之症；又例如《痰饮咳嗽病》篇第二十二节：“病溢饮者，当发其汗，大青龙汤主之，小青龙汤亦主之”，同一溢饮当发其汗而方治则有大、小青龙之别，这就必须再从二方中找出其各自主治的特征。大青龙汤为辛凉发汗之剂。其病当有“烦躁”一证，小青龙汤多辛温发汗之剂。其病当有“心下有水气”一证。

3. 从病证中找出方药

《金匮要略》书中，也有很多条文叙述病证较详而未出方治，这必须从病证中找出方治来，因为方治是包括在病证之中，这叫作“寓方于证”或者说“证以方略”。例如《痉湿暍病》篇第二十五节：“太阳中暍，发热恶寒，身重而疼痛。其脉弦细芤迟，小便已，洒洒然毛耸，手足逆冷，小有劳，身即热，口开前板齿燥，若发其汗则其恶寒甚，加温针则发热甚，数下之则淋甚”。从其所述的病证及治疗禁忌，即知当用甘凉撤热、保存津液之法而宜白虎加人参汤方；再例如《水气病》篇第十一节：“夫水病人目下有卧蚕，面目鲜泽，脉伏，其人消渴，病水，腹大，小便不利，其脉沉绝者，有水，可下之”。和《惊悸吐衄下血胸满瘀血病》篇第十一节：“病者如热状烦满，口干燥而渴（庸按：当是“不渴”之误），其脉反无热，此为阴伏，是瘀血也，当下之。”从其叙述的病证上，知其前者“有水”可以十枣汤类下之、后者“是瘀血也”当以“下瘀血汤类”下之。

四、前后条文连贯读

前面说过，《金匮要略》一书的文章中有很多省笔法，除从下文找出上面内容外，还必须把前后条文连贯起来读，才能对条文内容掌握得更完全，例如《痉湿暍病》篇第一节：“太阳病，发热无汗，反（庸按：此字衍文）恶寒者，名曰刚痉”；第二节：“太阳病，发热汗出，而不（庸按：此字衍文）恶寒，名曰柔痉”等。须连接该篇第七节上面“病者，身热，足寒，头项强急，恶寒，时头热，面赤目赤，独头动摇，卒口噤、背反张者，痉病也”读，否则，前者即为伤寒，后者即为中风，而无能区别为痉病也。再例如《痰饮咳嗽病》篇第二十一节：“脉沉而弦者，悬饮内痛。病悬饮者，十枣汤主之”。须连接该篇第二节：“饮水后水流在胁下，咳唾引痛，谓之悬饮”读，才能更好地确定十枣汤的适应度，当然，该篇小青龙汤加减五法的第三十四至第三十九节，共六节更是明显地须要连贯在一起读。

五、前后条文、前后疾病比较读

在《金匮要略》一书里，和在祖国医学的其他书中一样，每个疾病都有着一定的特点，而各个疾病的每一发展过程同样也都有着自己的特点，但是许多疾病和各个疾病的许多发展过程又都有着相类似的证状。这必须依据各自的特点，才能区别于其他疾病或疾病的其他过程。

因此，学习时必须将前后条文、前后疾病进行比较，才能得出同中之异和异中之同，而达到掌握辨证论治的法则。例如《胸痹心痛短气病》篇第二节："胸痹之病，喘息咳唾，胸背痛，短气，寸口脉沉而迟，关上小紧数（庸按：此字衍文），栝蒌薤白白酒汤主之。栝蒌薤白白酒汤方：栝蒌实一枚捣，薤白半斤，白酒七升，右三味同煮取二升，分温再服。"第四节："胸痹不得卧，心痛彻背者，栝蒌薤白半夏汤主之。栝蒌薤白半夏汤方：栝蒌实一枚捣，薤白三两，半夏半升，白酒一斗，右四味同煮取四升，温服一升，日三服。"其第三节为胸痹病的主证主方，第四节在第三节的基础上多"不得卧"一证，是由于气之上逆，所以栝蒌薤白半夏汤是栝蒌薤白白酒汤的加减复纳半夏降逆气。再例如《痉湿暍病》篇第一节和第二节（庸按：均兼其第七节上面症状），一为无汗而成刚痉治用葛根汤，一为有汗而成柔痉治用栝蒌桂枝汤。又例如痰饮病和水气病，前者是水积于人体内腔，后者是水渗于人体皮肤，然都是水邪多病，临床上常互为因果，以及湿病的关节疼烦和历节病的历节疼痛而有异同等。

六、倒装文法

在《金匮要略》的文章里，有许多倒装文法和夹注文法的条文，必须加以认识，才能对其条文进行正确理解。所谓倒装文法，是文章中某些句子进行着倒装的排列，如《疮痈肠痈浸淫病》篇第四节："肠痈者，少腹肿痞，按之即痛如淋，小便自调，时时发热，自汗出，复恶寒；其脉迟紧者，脓未成，可下之，当有血；脉洪数者，脓已成，不可下也。大黄牡丹皮汤主之"。其"大黄牡丹皮汤主之"之句，应移于"当有血"句下，读为："肠痈：……其脉迟紧者，脓未成，可下之，大黄牡丹皮汤主之；脉数洪者，脓已成，不可下也"等。所谓夹注文法，是文章中自行注解，即条文中某些句子又是另一些句子的注解，如《妇人产后病》篇第二节："产妇郁冒，其脉微弱，呕不能食，大便反坚，但头汗出。所以然者，血虚则厥，厥而必冒，冒家欲解，必大汗出。以血虚下厥，孤阳上出，故头汗出。所以产妇喜汗出者，亡阴血虚，阳气独盛，故当汗出，阴阳乃复。大便坚，呕不能食，小柴胡汤主之。”其中从“所以然者”句起到“阴阳乃复”句止等十三句，就是注解本节产后郁冒病证的发病和病愈机制。

七、《金匮要略》

一书年代久远，其纸烂虫蛀、臆添妄改、辗转抄误均在所难免，学习时除以汉代及其前后不远时代的医学著作进行会通和校勘外，还应从《金匮要略》文章的文例（因为每一著作，都有一定的文例）来确定其内容的是非，如《呕吐哕下利病》篇第十九节：“吐后渴欲得水而贪饮者，文蛤汤主之，兼主微风脉紧头痛”条，若据《金匮要略》文章先述病证、后列方治的文例看来，即可确定其“兼主微风脉紧头痛”一句不是《金匮要略》原文，而是注家不究文蛤汤为文蛤散之误遂妄肆注解，又被后人抄写时注语混为正文之中的。另外，有些条文，通过古代古书籍的考证和医学理论的会通也无法理解。这就应该阙疑，不必死死地去钻牛角尖和强加解释，因为死钻牛角尖和强加解释，都是徒劳无益的，如《奔豚气病》篇第一节：“师曰：病有奔豚，有吐脓，有惊怖，有火邪，此四部病，皆从惊发得之。”然其“四部病”，何以“皆从惊发得之”，于理难通，这自应当付之阙如，以待将来。否则，是吃力不会讨好的。

总之，《金匮要略》是一部理论结合实际的古代医学著作，它比较难读，但只要掌握和运用了对它的读法，还是不难把它学好的，而且作为一个中医学者来说，也必须把它学好，因为它是中医治疗内科疾病的宝典。运用它，可以十分容易地学好后世中医的内科著述，换言之，只要掌握了它，就给学习晋唐以下的内科书籍铺平了一条宽广的道路。1700多年以来的内科医学大家无一不精研于《金匮要略》之书，其有内科著述也无一不本《金匮要略》之书。《金匮要略》之书，在指导中医内科的临床实践上，实有着不可移易的地位，因而，对每一个中医内科学者就具有不容忽视的重要价值。

医学工作者是人类健康的保卫者和创造者，他生活在千百万劳动人民的健康事业中，假若一旦离开了保护人类健康的工作，他就会像鱼儿失掉了水一样！

（1960年10月写自湖北省中医学院附属医院肝炎病房疗养中）

祖国医学有关人体疾病的学说

《素问·评热病论》篇里说："邪之所凑，其气必虚。"这是祖国医学关于人体疾病学的基本观点，是我们劳动祖先在长期与疾病作斗争中的经验总结。它有着宝贵的辩证法的内容。它几千年来一直在毫不动摇地指导着祖国医学的临床实践的活动！

祖国古代医学家在长期的生活实践中发现，人在大自然中生活，并非是孤立的存在，相反地，恰是与自然环境密切地联系着，而形成一个内外统一的整体，这就是《灵枢·邪客》篇所说"人与天地相应"的客观根据。然既是人与天地相应，则天地间的自然变化也就必然不断地影响到人体发生变化。其自然变化之影响人体发生变化，又必然依赖于人体内部首先存在的变化因素。没有人体内部首先存在的变化因素，天地间的自然变化是无法发生影响人体发生变化的作用的。毛主席在"矛盾论"一文中指出："外因是变化的条件，内因是变化的根据，外因通过内因而起作用。"任何事物的变化，都是内因决定外因。没有内因，外因就无法发生作用，无法使其变化，没有内因，外因就会表现得无能为力。一定的温度，只可以使鸡蛋变化为鸡子，但无论怎样也不能使石头变为鸡子。大气中的六淫之邪，只能中于身体衰弱、气血不足之人而使其发病，对于身体健壮、气血充沛之人是丝毫不能为害的。观二人同于一起，处在同一的气候之中，往往会出现一者罹病，一者泰然的现象。《素问·评热论》篇里说："邪之所凑，其气必虚"，是罹病者必定正气虚弱，《补刺法论》篇里说："正气存内，邪不可干"，是泰然者必定正气旺盛。《金匮要略·藏府经络先后病》篇里说："若五藏元真通畅，人即安和。"《素问·上古天真论》里指出，预防疾病，保持健康，必须要使"真气从之，精神内守"，因为人的五藏元真通畅，真气从之，精神内守，病邪是没有办法侵犯人体而使其发病的。祖国医学的这种内因决定外因的关于人体发病的学说，曾经几千年的医学实践所检验，证明了它是非常科学的。

内因决定外因。事物在变化的过程中，内因占着主要地位，这是肯定的。但强调内因，一点也不意味着排斥外因。事实上，事物内部存在的一定的变化因素，只有在一定的外界条件的影响下才会使事物发生变化，毛主席在《关于正确处理人民内部矛盾问题》一文里写道："矛盾着的对立的双方互相斗争的结果，无不在一定条件下互相转化。在这里，条件是重要的。没有一定的条件，斗争着的双方都不会转化。"为什么特别提出了一句"条件是重要的"呢？因为事物之发生变化，内部因素固然是其主要的，但必须是在外界因素的影响下，即所谓在一定的条件下才能发生，否则，是不可能的。当然，强调条件（外因）在事物变化过程中的重要性，也更不意味着否定根据（内因）在事物变化过程中的主要地位，因为事物外部因素影响事物发生变化，毕竟是要通过事物内部因素才能发生作用。一定的外因条件，通过一定的内因根据，才能使事物发生一定的变化，不同的外因条件，通过不同的内因根据，才能导致事物表现出不同的反应，即才能使事物发生不同的变化。这类性质的外因条件，只能通过这类性质的内因根据发生作用，那类性质的外因条件，只能通过那类性质的内因根据发生作用，而这类性质的内因根据，也只能在这类性质的外因条件下促成事物发生变化，那类性质的内因根据，也只能在那类性质的外因条件下促成事物发生变化。各种事物有着这样的或那样的变化，就是由于事物本身有着这样的或那样的内部根据和这样的或那样的外部条件。离开这个观点，事物的千变万化的现象就是无法解释的。

祖国医学认为，在大自然中有着风、寒、暑、湿、燥、火的六气，而这六气又都有着各自的特性：风性善动，寒性善坚，暑性善蒸，湿性善润，燥性善干，火性善温。同时，在人体内部也同样有着这各自不同性情的风、寒、暑、湿、燥、火的六气。而人体内部的六气又以"同气相求"的关系与大自然中的六气紧密的交接着，使人体各部皆通乎六气而与自然环境保持着密切的而且是高度的联系。因而，人体内在的六气不和，可以招致外在不和的六气（按：六气不和，即为六淫）侵犯人体而导致人体发病，同样，外在不和的六气，可以影响到人体内在六气的不和，并通过人体内在不和的六气而使人体由健康转化为疾病。外邪所凑之处，恰是正虚之处，正气所虚之处，恰是受邪之处。因此，邪气伤人，是外在因素的寒邪，通过人体内在因素的寒气发生作用，外在因素的风邪，通过人体内在因素的风气发生作用，余如外在因素的暑湿燥火等病邪，也同样是通过人体内在因素的暑湿燥火等病气发生作用。在同一风寒气候的环境里，发病的人有伤寒，有中风，这正是由于人体内在的致病因素不同，使外在的两种不同致病因素分别发生作用引起人体发生不同的疾病。外在的这类病邪，不能通过人体内在的那类病气发生作用使人发生这类疾病或那类疾病，外在的那类病邪，也不能通过人体内在的这类病气发生作用使人发生那类疾病或这类疾病。人体发病的规律必须是：某类性质的外在病邪，通过某类性质的内在病气发生作用使人发生某类疾病。在日常生活里，过度饮酒，有些人出现面红、气粗、心烦、渴饮、躁狂、谵语等阳象，另有些人则相反，出现为面白、寒战、少言、安睡等阴象。然这种情况的发生，固然由于人体内部存在着素禀阳藏、素禀阴藏的不同在里面起着决定作用，但毕竟还由于所饮的酒液之中含有阳热和阴湿的两种邪气在起着变化的条件作用。两种不同素禀的人，过饮同样的纯性水液，是绝对不会出现上述阳象和阴象的两种相反的情况的。鸡蛋只能在一定的温暖环境里转化为鸡子，而在寒冷的环境中无论如何也是无法转化为鸡子的。有是因，而后有是果，这是客观事物向前发展的规律所在，是亿万年不可变更的事实。然而，唯心的冒牌伤寒学家，片面地笼统地强调内因的万能和唯一，而否定外因在事物变化过程中的重要性和各个外因的特殊性，说什么“由于邪气伤人的轻重不同，和各人体质的差异，于是临床上所表现出来的证状也不一致，因而有伤寒、中风、温病等命名的不同”，说什么“人体发病，有伤寒，有中风，完全是由于人的体质关系，并不是真正伤了寒邪或中了风邪”，说什么“……外邪只不过是个诱因。寒邪、风邪只有大小的不同，没有性质的区别”。这种说法，是一种非马克思主义的反科学观点。它歪曲了祖国医学有关人体发病的“邪之所凑，其气必虚”的学说，歪曲了辩证法的“内因决定外因”的学说，因而它是错误的，必须予以批判。

（1960 年 11 月写自湖北省中医学院内经教研组）

论祖国医学的辨证论治

我们祖先在漫长岁月里，通过长期的生活实践的辛勤劳动，创造了伟大的祖国医学。这个医学，具有着东方的特色，具有着辩证法的科学内容。它是我们劳动祖先给我们遗留下来的一份非常宝贵的文化遗产，我们必须予以继承、整理和发扬。

我们祖先自从转化到人类，为了生存，为了保持健康，即开始了医疗的活动。在长期的临床实践的医疗活动中，他们对医学现象或医学对象进行了缜密细致的观察。他们通过亿万次数的医疗经验的积累，发现了病人的每一临床现象都不是孤立的存在，而是与其他各个临床现象有着紧密的联系，并且各个临床现象又都有着这种的和那种的不同性质，其解除的方法也并不一样。因此，他们认识到，人体各个疾病的发生，都是由于各个不同的致病因素在侵害着人体的各个不同部位，在各个疾病发生和发展的各个过程中，人体都在进行着各个不同的病理变化，治疗时必须对于具体问题进行具体分析，根据各个不同的疾病及其各个不同疾病的发展的各个不同过程给以各个不同的正确处理方法。他们把这种认识深化以后，经过陶冶，经过精炼，使之踏上了高级阶段，逐渐把各个疾病发生发展的普遍规律抽象和概括出来了，这就创造了我国医学特有的阴阳五行、藏府经络、营卫气血以及六淫七情等一整套祖国医学的基本理论，而为祖国医学临床活动的“辨证论治”奠定了巩固牢靠的基础。

什么是辨证论治呢？就是在祖国医学的基本理论指导下根据病人的临床表现，辨别其病的性质，并依据辨别出来的病证性质而确立治疗其病的方法。这是祖国医学的特点，也是祖国医学的精髓。祖国医学认为，人体发病，都有其一定的内在因素和外在因素，而其发病后人体所表现出来的每一临床现象都不是各自孤立的，而是与其他各个临床现象有着紧密的内在的联系，各个临床现象之间，都不是彼此隔绝、彼此不相关联的，而是都有着一条互相联结的红线贯串着，并且各个临床现象的出现，也不是乱杂无章的，而是一个有规律的统一体。因此，临床上的“论治”必须“辨证”，而“辨证”则又必须“在祖国医学的基本理论指导下”进行。这是祖国医学的整体观念，它里面涵有着非常宝贵的科学的辩证法内容。

根据马克思主义认识论，人们对于客观事物的认识，总是由低级到高级，由感性认识到理性认识。在整个的认识史中，感性认识只能给人们找到事物的现象，而未能也不可能触及到事物的内部、事物的本质，直到人们用正确的思维方法，通过大脑机能的活动，将事物的各个现象加以分析、归纳、综合、研究之后，使感性认识上升到理性认识，才能了解事物的本质，真正掌握住事物。祖国医学在临床活动中，就是运用望、闻、问、切的所谓“四诊”方法，在病人身上及其周围全面收集其疾病资料，即调查了解和掌握有关疾病的各种情况，然后用祖国医学的基本理论为指导，对自己的占有资料进行细致的研究分析找出疾病的本质，并依此而确立其战胜疾病的方针。例如，我们在临床上的医疗活动中，在开始收集到有关疾病情况的这些资料——头痛、项强、发热、恶风、自汗出、脉浮缓等证象的时候，并不能理解它是一个什么病证，也不理解它的发生原因，只有当我们把它想了一想之后，把它用祖国医学的观点想了一想之后，把它用祖国医学的观点加以整理、加以组织、加以研究之后，我们对它具有了理性知识，才会懂得它是“中风病”，它是风邪中于人体太阳经，使太阳经所总统的营卫二气不相和谐的“表虚证”，才能判别它和伤寒病的头痛、项强、发热、恶寒、无汗而喘、脉浮紧的所谓“表实证”的麻黄汤方的证治不同。

毛主席教导我们说：“矛盾是普遍的、绝对的，存在于事物发展的一切过程中，又贯串于一切过程的始终。”因此，我们知道，在医学领域里，疾病的每一现象，也就是矛盾现象。

毛主席伟大著作《矛盾论》一书告诉我们：“任何过程如果有多数矛盾存在的话，其中必定有一种是主要的，起着领导的、决定的作用，其他则处于次要和服从的地位。因此，研究任何过程，如果是存在着两个以上矛盾的复杂过程的话，就要用全力找出它的主要矛盾。捉住了这个主要矛盾，一切问题就迎刃而解了。”祖国医学在辨证论治中，正是把收集来的一切有关疾病情况的临床资料进行分析研究找出疾病的主要矛盾，并针对其主要矛盾给以解决，从而消除一切矛盾。《伤寒论·太阳病》篇第177节：“伤寒，脉结代，心动悸，炙甘草汤主之。”在临床上疾病所表现出来的除脉结代、心动悸之证而外，可能还会有头晕、目眩、失眠、多梦以及面色㿠白、肢体无力等证象出现，但在一定情况下来说，这些都是次要的，只有心藏真气虚的脉结代、心动悸是其主症，是其主要矛盾，所以用炙甘草汤的方法补中焦之计以资益真气而解除其主要矛盾，关于其他证状的次要矛盾也就迎刃而解了。

表病可以入里，里证可以出表。疾病在其发展过程中，总是依赖自己的内部规律在不断地向前传变或叫做转化。而疾病在其传变或者说是转化的时候，由这方面飞跃到另一方面，就具有了另一方面的特点，具有了不同质的内容。因此，祖国医学在临床工作中，就是要不断地随时地根据疾病发展了的新的情况，采取相适应的新的治疗方法。《伤寒论·太阳病》篇第51节：“脉浮者，病在表，可发汗，宜麻黄汤”（按：伤寒论的一般读法，本节当寓有头痛体疼发热恶寒等等证象在内），同篇第92节：“病发热头痛，脉反沉，若不差，身体疼痛，当救其里，宜四逆汤。”前者“脉浮”，是伤寒病的太阳表证，用麻黄汤发表泄卫以散寒；后者“脉反沉”，是其病已伏少阴之机，是伤寒病的太阳表证正向少阴里证转化，用四逆汤温里助阳以驱寒。

正虚容易伤邪，邪伤必定虚正。一个人体的患病，是既有邪气的存在，同时也有正气的虚弱。在治疗工作中，必须根据疾病的临床表现进行分析，找出矛盾的主要方面，即辨别出其病是偏于邪气之盛抑是偏于正气之虚，而确定其攻邪抑是补正的治疗方法。《伤寒论·辨霍乱病》篇第386节：“霍乱，头痛，发热，身疼痛、热多欲饮水者，五苓散主之，寒多不用水者，理中丸主之。”二者都是湿邪混乱于中焦，中焦之气挥霍缭乱所使然，但前者“欲饮水”，标志着矛盾的主要方面在外邪偏盛，用五苓散宣化阳气、驱除外邪，后者“不用水”，标志着矛盾的主要方面在正阳偏虚，用理中丸温阳助正、调理中气。——攻邪即所以匡正，补正即所以驱邪，邪去则正自复，正复则邪自去，攻也，补也，一而二、二而一也。

《伤寒论·太阳病》篇第152节："太阳中风，下利呕逆，表解者，乃可攻之。其人漐漐汗出，发作有时，头痛，心下痞硬满，引胁下痛，干呕短气，汗出不恶寒者，此表解里未和也，十枣汤主之。"这表明了十枣汤方的主治证，是太阳中风，下利呕逆，漐漐汗出，头痛，心下痞硬满，引胁下痛，干呕短气等证，但《金匮要略·水气病》篇第11节所载"夫水病人，目下有卧蚕，面目鲜泽，脉伏，其人消渴，病水腹大，小便不利，其脉沉绝者，有水，可下之"之证，同样适宜于用十枣汤方治疗。因为二者的总的发病机制都是水邪蓄积体内、三焦受到阻隔，所以都可以用十枣汤方峻攻凿水为其主治，尽管二者的病证不同。

我们知道，疾病的发展和变化，都不是以人们的意志为转移，而是以它自己的规律在向前推进、向前运动。因此，我们绝不应该也绝不可能以一个方法套定一个病、一个病固定一个方法地像印板样的印定，而应该认识并掌握住它的规律。祖国医学的基本理论，就是各种疾病的普遍规律。掌握了它，就能很好地在临床上辨证论治，就能在辨证论治中正确的认识疾病，并从而战胜疾病。

毛主席曾经指示我们说："理论是重要的……因为它能够指导行动。"列宁也曾强调过理论的重要性，他说："没有革命的理论，就不会有革命的运动。"治病和打仗一样，和对敌斗争一样，没有一定的医学理论，就不可能很好地进行正确的医疗活动。例如：在临床上，病人出现了腰以下肿、身重、心悸、小便不利而尿色清白、手足不温、六脉沉细而迟、舌苔薄白而润……等等证象，不以祖国医学的理论为工具、为指导，在中医工作者来说，就无法认识这个病证的性质，更无法确定出对这个病证的正确治疗方法，因为这个病证并不是也不可能是比着书本上的条文原样害的，书本上很难找到完全如是的条文记载，然只要我们对这个病证运用一下祖国医学的理论知识，就完全可以了解这个病证是肾阳衰弱、不能约制寒水而水邪泛滥的水气病，并用真武汤方温壮肾阳以坐镇北方来治疗。

《实践论》一书告诉我们："理论的基础是实践，又转过来为实践服务。"因此，实践是理论的泉源，又是检验理论的最可靠标准。我们祖国医学的理论，既是长期的医疗实践经验的积累，又无数次地受过医疗实践的检验，它是十分科学的，它在临床实践中具有着高度的指导价值。我们有了它，在临床实践的医疗活动中，就能够心中有数，情况明白、战斗有术，而且也可以左右逢源，我们离开它，在临床实践的医疗活动中，就会陷入困惑迷惘的茫然不知所措之中。

我们知道，每一疾病在其发展过程的每一阶段，都有其自己的一定的特点，而许多疾病在其发展的过程中，时常又都有同一的病理机制。因此，在临床工作中，对于一个疾病发展的全部过程不能限于采用某一方法治疗，而对于许多疾病发展的在病理机制上同一的某一过程又都可以采用同一的治疗方法。换言之，一个治疗方法，不能适用于一个疾病发展的全部过程，如麻黄汤方只能适用于伤寒病的太阳表证，不能适用于伤寒病的少阴里证，而一个治疗方法，却又可以适用于许多疾病发展的在病理机制上同一的某一过程，如真武汤方既能适用于伤寒病中的肾阳虚弱不能制水，又能适用于水气病中的肾阳虚弱不能制水。这就是祖国医学"同病异治""异病同治"的客观基础。

在《金匮要略》一书中，《血痹虚劳病》篇第 15 节说："虚劳腰痛，少腹拘急，小便不利者，八味肾气丸主之。"《消渴小便利淋病》篇第 4 节说："男子消渴，小便反多，以饮一斗，小便一斗，肾气丸主之。"这二者虽是两种疾病，且小便证状一是"不利"、一是"反多"，但它们的本质都是一个，在发病原因上都是房劳伤肾，在病理机制上都是肾气虚弱，所以都可以用肾气丸方滋阴补阳以蒸化肾气。应该知道，病人的临床证状，只是疾病的现象，而非疾病的本质，一个医学临床工作者，在医疗活动中，只触及到疾病的外部现象，不深入到疾病内部，不抓住疾病的本质，是不能认识疾病、战胜疾病的。

有人认为，祖国医学的辨证论治，其"重"完全在"证"，其他的一切，都是一些附加物，都是一些没有用处的东西。他们说什么"由于……各人体质的差异，临床上所表现出来的证状也不一致，因而有伤寒、中风、温病等命名的不同""人体发病，所以有伤寒、中风等之不同者，完全是由于各人体质的关系，并不是真正伤了寒邪或中了风邪”，临床上“不管其为伤寒、中风、温病、湿病，只要出现桂枝汤证，就用桂枝汤方”……等等，这是一种否定祖国医学病因学说、否定辩证法内外因统一学说的唯体质论的错误观点。他们的错误，在于把对疾病的认识停留在现象上，或把人体发生不同疾病的复杂原因，简单归之于人的体质。他们不懂得，病人的临床证状，只是疾病的现象，不是疾病的本质，他们不懂得，病人的临床证状，都是一定的外在因素通过一定的内在因素发生作用之后，才反映出来的一定的疾病现象。在他们看来，在祖国医学里，就是某种方药只治某种病证，某种病证只害某种体质，而某种体质又只害某种病证，某种病证又只用某种方药，除此而外，别无其他。依照他们的看法，宇宙间就没有寒邪、风邪等六淫邪气的存在，伤寒、中风等对疾病的命名也只是人们为命名而命名以强加上去的字眼，并没有什么实际意义，人体发生各种不同疾病的原因，完全是“先天生”体质的关系，因而在临床上就不要管它是伤寒，是中风，是温病，是湿病，只要见到疾病出现了太阳病发热汗出恶风脉缓的证候群，即所谓桂枝汤证，就用桂枝汤方，而桂枝汤方就是只治所谓桂枝汤证的太阳病发热汗出恶风脉缓的证候群的。这是何等荒谬的见解，我们对于这些人，只要问上几个“为什么”，问他们一下：怎样了解和掌握各种体质发病的规律？怎样理解一个人既可以害伤寒，又可以害中风，并且还可以害温病、害湿病？为什么桂枝汤证要用桂枝汤方治疗、桂枝汤方又能治疗桂枝汤证？临床上遇有病证不同于书本上条文原样时怎样处理？其处理根据又是什么？只这样，他们就会陷于瞠目瞪睛、张口结舌、无以为对的田地。因为他们走上了唯心主义的不可知论的道路。

（1961 年 3 月写于荆门县人民医院浮肿病房疗养中）

我对《金匮要略》“妇人怀娠腹中疞痛当归芍药散主之”一条的见解

《金匮要略·妇人妊娠病》篇第5条：“妇人怀娠，腹中疞痛，当归芍药散主之。当归芍药散方：当归三两，芍药一斤，川芎三两，茯苓四两，泽泻半斤，白术四两。右六味，杵为散，取方寸匕，酒和，日三服。”

本条腹中疞痛之证，在临床表现上究竟是怎样的一种腹中疼痛，在历代金匮注家的解释中从来就有着各种不同的见解。例如：

1. 《医宗金鉴》说：“妊娠腹中急痛用此方，未详其义”，又注产后腹中疞痛说：“产后腹中暴然急痛……”；

2. 《金匮要略语译》说：“孕妇腹中绞痛……可与当归芍药散……”，又说：“……362条（笔者按：即指本条）的疞痛，应读成绞字的音，广韵云：腹中急痛也，因为那里是实证，所以痛而剧”；

3. 《金匮要略论证》说：“疞痛者，绵绵而痛，不若寒疝之绞痛、血气之刺痛也”，又注产后腹中疞痛说：“疞痛者，缓缓痛也”；

4. 《金匮要略今释》说：“疞痛之疞即疝字，言以为腹中急则知其证为挛急而痛。”

然这些解说究竟谁是谁非呢？根据我个人的看法，我是不同意前二者的见解而又认为后二者的见解也各不全面。现在试就下面几点来讨论这个问题。

一、从“疞”字上看。考：疞，字同疝。《说文·疒部》：“疝，腹中急也，从疒，丩声”。是疞认为腹中急。急者，缓之对，即不舒缓的意思，如《素问·六元正纪大论》篇厥阴之至的“里急”、《伤寒论·太阳病》篇第20条的“微急”、第29条的“挛急”、《金匮要略·血痹劳病》篇第 15 条的“拘急”、《胸痹心痛短气病》篇第 7 条的“缓急”等均是。说文于疞字只言以为腹中急而不言以痛，是疞字不得作为痛字理解甚为瞭然，惟于痛字连读，始可认为腹中急痛。《广韵》、《集韵》于疞之一字即训以为“腹中急痛”或者“小痛”是不大妥当的，而吴谦等又以急痛为暴然大痛更属于不当之至。

《尔雅·释诂》：“咎……病也。”郝懿行义疏说：“咎通作皋，皋陶古作咎繇。皋有缓义……亦人之病。”段玉裁《说文解字》注疝字条下说：“咎盖疝之古文假借字”，疝同疞。是皋、咎、疝、疞四字互通。皋有缓义，本节疞与痛字连用而作腹中疞痛，其自当是腹中缓痛似无疑义。所谓缓痛，缓乃如上所引《胸痹心痛短气病》篇第 7 条“缓急”之缓，殆即谓腹中缓急而痛也。

二、从“腹中疞痛”句上看。腹中疞痛这句话，在《金匮要略》书中有两见：一见于本条，另一则见于《妇人产后病》篇第 4 条。《妇人产后病》篇第 4 条说：“产后腹中疞痛，当归生姜羊肉汤主之，并治腹中寒疝虚劳不足。”当归生姜羊肉汤是一个温补方剂，又“并治……虚劳不足”，按照祖国医学的观点，虚证的腹痛，一般都不剧烈，都是痛势攸攸、绵绵不断的隐痛，且其方“并治腹中寒疝”，而寒疝一病的腹中痛，虽然有大乌头煎证的剧烈疼痛，但是当归生姜羊肉汤证的寒疝腹痛并不见得剧烈，《金匮要略·腹满寒疝宿食病》篇第 18 条说：“寒疝腹中痛及胁痛里急者，当归生姜羊肉汤主之。”《外台秘要·卷七》寒疝腹痛方引此条作“仲景伤寒论……疗寒疝腹中痛引胁痛及腹里急者，当归生姜羊肉汤主之”。由此，也可以见本条的腹中疞痛，认为腹中急痛是不错的。“腹中急痛”之句，在张仲景著作里，见于《伤寒论·太阳病》篇第 100 条：“伤寒，阳脉涩，阴脉弦，法当腹中急痛，先与小建中汤；不差者，与小柴胡汤主之。”其腹中急痛之证，并不是腹中急剧绞痛，这可以从小建中汤方的主治病证中看出。《金匮要略·血痹虚劳病》篇第 13 条：“虚劳，里急，悸，衄，腹中痛，梦失精，四肢酸痛，手足烦热，咽干口燥，小建中汤主之。”说明其腹中急痛，就是说的腹里拘急而微痛。至于小柴胡汤，原方并不主治腹中痛，惟《伤寒论·太阳病》篇第 96 条载小柴胡汤方有“若腹中痛者，去黄芩加芍药三两”一法，是小柴胡汤之治腹中痛，惟赖于“加芍药三两”。然芍药为物，在医疗作用上并不能治疗腹中的急剧疼痛，这在下面还将谈到。

三、从“当归芍药散”方药上看。本条“腹中㽲痛”之证，治以“当归芍药散”之方。其当归芍药散方，为当归、芍药、川芎、茯苓、泽泻、白术等六味药物组成。当归、川芎、茯苓、泽泻、白术等五药，《神农本草经》俱不云主治腹痛，惟载“芍药味苦平，主邪气腹痛，除血痹”，在张仲景著作里，于腹痛则每加芍药，如《伤寒论·太阳病》篇第96条小柴胡汤证、《太阴病》篇第279条桂枝加芍药汤证、《少阴病》篇第317条通脉四逆汤证、《金匮要略·水气病》篇第23条防己黄芪汤证等，且本方芍药的份量重用到一斤，较他药多数倍，与小建中汤之用芍药同趣，显系其为治疗本条腹中㽲痛的首要药物。然芍药是否能够治疗腹中急剧绞痛呢？我认为它不可能。《伤寒论·太阴病》篇第279条说：“本太阳病，医反下之，因尔腹满时痛者，属于太阴也，桂枝加芍药汤主之，大实痛者，桂枝加大黄汤主之。”太阴病的“大实痛”，是较剧烈的一种腹中疼痛，芍药只能愈“腹满时痛”的不太剧烈的腹中疼痛而对太阴“大实痛”的腹中剧痛则无能为力，所以必加入“大黄”才能奏功。如果芍药有治疗腹中剧痛的作用的话，那么，何必偏要来一个“大实痛者，桂枝加大黄汤主之”而加入大黄不加芍药了呢？

再根据本条当归芍药散，以当归、芍药名方，治疗其腹中㽲痛，自当是当归、芍药二味为主要药物。芍药治疗腹中痛的作用已如上述，而当归为主治疗腹中痛，在《金匮要略》一书里，除本条不算，当归生姜羊肉汤证已见前述外，再证之《产后病》篇附方“千金内补当归建中汤，治妇人产后虚羸不足，腹中刺痛不止，吸吸少气，或苦少腹中急摩痛行腰背……”在《备急千金要方·卷三》妇人方中心腹痛第四原文作：“内补当归建中汤，治产后虚羸不足，腹中㽲痛不止，吸吸少气，或若小腹拘急痛引腰背……”说明当归只治腹中拘急疼痛。再说，当归建中汤方中还有“重至六两的芍药”在起着作用。至于其他药物，正如徐彬所说：“……参、术扶脾，泽泻泻其有余之蓄水，芎藭畅其欲遂之血气”，以佐芍药、当归之上腹中疠痛而收更大更快之效用，并不是他们自己能够直接治疗腹中疠痛之病证。

综合以上所述，本条腹中疠痛决不是腹中剧烈绞痛。仲景对较剧烈的腹中疼痛，于桂枝加大黄证则曰“大实痛”、于大建中汤证则曰“痛而不可触近”，于大乌头煎证则曰“寒疝绕脐痛苦，发则白津出”，均不曰腹中疠痛。因此，本条的腹中疠痛之证，我认为是一种腹中拘急性的缓缓而痛，说得更具体一点，就是其证在性质上是拘急而痛，在情势上是缓缓而痛。当然，这只是我个人的看法，是否有当，尚有待于先进同道们教之！

（1961年6月中旬写于湖北省中医学院）

我对心在人体中起主导作用的看法

祖国医学，在整体观念的思想指导下，以五藏六府为中心，通过经络将人体各部组织联结成一个有机的整体，在心藏的统一领导下，进行着维持人体生命的正常生理活动。

心、肺、脾、肝、肾，称为五藏，若加上包络则为六藏，由于包络为心之外围，主宣达心主之令，无独立功用，所以通常又言五藏，胆、胃、大肠、小肠、膀胱、三焦，称为六府。二者合起来，则称为五藏六府。

五藏六府，居在人体内部而外濡养皮、肉、筋、骨、脉的所谓“五体”，且其气通于眼、耳、鼻、口、舌及前后二阴的所谓“五官九窍”。心与小肠为表里，其华在面，其充在血脉，开窍于舌；肺与大肠为表里，其华在毛，其充在皮，开窍于鼻；脾与胃为表里，其华在唇四白，其充在肌，开窍于口；肝与胆为表里，其华在爪，其充在筋，开窍于目；肾与膀胱为表里，其华在发，其充在骨，开窍于耳及前后二阴；包络与三焦为表里。由此可知，举凡人体四肢百骸五官九窍，都是内属于五藏六府的。

在人体生活过程中，五藏六府都按照整体生活的需要，依靠自己的功能，进行着各种不同性质或作用的活动。正是由于各个藏府的特殊活动和各藏府间的相互作用，促成着人体生命活动的发展。而五藏六府的各种活动变化，则是依赖于其内部的对立统一的矛盾运动，依赖于“神”的推动。

在祖国医学里，心是一个藏神的藏器，而神即舍居于其中。《素问·灵兰秘典论》说：“心者，君主之官也，神明出焉。”由于心的功用能够“出神明”，故为“君主之官”而主宰五藏六府的活动，成为“五藏六府之大主”，成为五藏六府的最高指挥者。任何一个藏府的活动变化，都有心的活动在参加，并且是在里面起着主导作用。心的功能正常，则五藏六府各司其职，胥以相安，维持着人体生理的活动有条不紊；反之，心如发生变动，则出现如《灵枢·口问》篇所说的“五藏六府皆摇”百病乃变化而生的危险，所以《素问·灵兰秘典论》说：“主明则下安……主不明则十二官危。”

我们知道：心之名藏，固然是说明着这个藏器在形态上居在人身之中（义出《说文·心部》），但同时也可表明这个藏器通过它所主的血脉（又称经络）担当着人体中万事万物发展变化的促进、推动和指挥、支配的工作，具有接受五藏六府反应和决定五藏六府活动的中枢作用，所以《灵枢·本神》篇说：“所以任物者，谓之心”，正指出了心的这种意义。

所谓“神明”，是一种什么东西呢?《淮南子·泰族训》解说得好：“……其生物也，莫见其所养而物长；其杀物也，莫见其所丧而物亡，此之谓神明”“神明之事，不可以智巧为也，不可以筋力致也”（同上书篇），它是事物发展变化的内部力量，是事物内部对立统一的矛盾运动，所以《素问·天元纪大论》对神之为物曾作过这样的解释：“阴阳不测谓之神”。所以“阴阳”，就是一切事物发展变化的对立统一的矛盾规律。古人为了阐明这种规律，创造了“阴阳学说”。

“神用无方”（语出《素问·天元纪大论》），而是存在于一切事物发展变化的过程之中。《易·说卦》第九：“神也者，妙万物而为言者也”，一切事物的“变化之道”，皆是“神之所为”（语出《易·系辞上》）。没有任何一个事物的发展变化能够离开神的活动而进行的。所以《素问·六微旨大论》说：“非出入（即“阴阳不测”——作者注）则无以生长壮老已，非升降（即“阴阳不测”——作者注）则无以生长化收藏。是以升降出入，无器不有。”神之为用大矣哉，《素问·移精变气论》说：“得神者昌，失神者亡。”

祖国医学，经过长期的医疗实践，观察到神在人体内是无处不到的，它普遍存在于人体的一切组织之中。古人根据神在不同部位发挥的不同作用给它定下了不同的名称。《素问·六节藏象论》提出了“神藏五”，正是说明神在人体内的普遍性。王冰对“神藏五”句的注解说：“神藏五者，一肝、二心、三脾、四肺、五肾也。神藏于内，故以名焉。所谓神藏者，肝藏魂、心藏神、脾藏意、肺藏魄、肾藏志也。”然在祖国医学里，人体四肢百骸五官九窍，均内属于五藏六府，而六府又为五藏之用，故言五藏者，则六府和四肢百骸五官九窍往往亦赅在其中矣。

依前所说，神是“阴阳不测”的集中表现，也即是对立统一的矛盾运动，是人体（包括未出生前）组织活动变化的内部力量。由父母“两精相搏”（语出《灵枢·本神》）所产生的称为先天之神，由这种先天之神推动血气运动所产生的称为后天之神。这种后天之神推动着人体各部组织的生理活动。《素问·阴阳应象大论》说：“阴阳者，血气之男女也”，血为阴，气为阳。血为气之府，阳气的精聚依靠于阴血的内守，气为血之帅，阴血的运行依靠于阳气的推动，二者相互依赖，相互为用。然在某种意义上，则气只是血的功能活动，而血则是气的物质基础。所以《灵枢·营卫生会》篇说：“故血之与气，异名同类焉。”

人体有十二经脉、三百六十五络脉和很多很多细小的孙络之脉。这些经脉（包括络脉、孙脉在内，下同），“内属于府藏外络于肢节”（语出《灵枢·海论》），贯通于人体内外上下，网布周身，“为血气之府”（语出《甲乙经·卷四经脉第一》中），“受血而营之”（语出《灵枢·经水》）。血气聚集在经脉之中，则从经脉流行于各部，“以荣四末，内注五藏六府”（语出《灵枢·邪客》），给人体各部以营养，使其“神乃自生”（语出《素问·六节藏象论》），而成为维持人体各部功能活动——包括血气本身功能活动在内的动力。

“气阳血阴，人身之神”（语出朱震亨《格致余论·色欲箴》）。其血气和调，则阴阳为之平秘而孕育出新生之机，于是，神即因之而产生。是神为血气运动的最高形式，而血气则是产生神的物质基础，血气的运动则是产生神的根本源泉。《素问·八正神明论》说：“血气者，人之神。”《灵枢·营卫生会》篇说：“血者，神气也”，血气流行到哪里，哪里有了血气的活动，才有神的作用而发挥其正常功用，《素问·五藏生成》篇说：“肝受血而能视，足受血而能步，掌受血而能握，指受血而能摄”，正是举例说明了这一点。人体各部功能正常，人才可以健壮地生长发展，所以《灵枢·九针论》说：“人之所以成生者，血脉也”。

前面说过，神是血气运动所产生，而气只是血的功能活动，惟有血才是神气的根本物质基础。然“诸血者，皆属于心”（语出《素问·五藏生成》篇），“心藏血脉之气也”（语出《素问·平人气象论》）。血虽然是“中焦……所受气者，泌糟粕，蒸津液，化其精微，上注于肺脉，乃化而为血”（语出《灵枢·营卫生会》篇）的，但是毕竟要通过心神的化赤作用才能变而为血。其血生长以后，又通过心神的推动，使其随着人体经脉循行于全身，促进着各部的生理活动，所以说：“心主身之血脉”（语出《素问·痿论》）、“藏神”（语出《素问·宣明五气》篇、《灵枢·九针论》），而为“生之本”（语出《素问·六节藏象论》）。李杲《脾胃论·卷中》安养心神调治脾胃论所说：“心之神，真气之别名也，得血则生。血生则脉旺，脉者，神之舍”，对内经此义是深有认识的。

心藏在人体中，通过其所主的血脉中的血气运动而产生的神，主导着人体五藏六府，不仅表现在生理方面，而且在病理方面也起着主导作用。人体任何一个部分发生病变，都是由于对人有害的因素侵扰人体，通过任物的心神致血气运动失常而藏府组织功能甚或形态为之发生改变的。尽管疾病“至其变化，不可为度”（语出《素问·四时刺逆从卷论》），人属寒、属热、属实、在阴、在阳、在藏、在府……等等的不同，但“人之所有者，血与气耳”（语出《素问·调经论》），其病不在血分，即在气分。然所谓“在血分”者、“在气分”者，是说疾病矛盾的主要方面所在，不是说病只在血而与气无关或者病只在气而与血无涉，因为二者是“异名同类焉”。由此说明了任何疾病的发生，都是心所主的血气失掉正常功用所使然，所以《素问·调经论》说：“血气不和，百病乃变化而生”，《素问·四时刺逆从论》说：“是故邪气者，常以四时之血气而入客也”。

祖国医学根据心所主的血气之神在病理变化中起着主导作用，在治疗上也是“后刺之法，必先本于神”（语出《灵枢·本神》）的“守人之血气有余不足可补泻也”（语出《灵枢·小针解》），以纠正其阴阳偏盛偏衰之过，而达到人体各部平衡协调，恢复康健的状态。

总之，在人体生命活动中，“神气舍心”（语出《灵枢·天年》），通过血脉的功用，使心居在五藏六府之中的最高统治地位，为“君主之官”，而左右着五藏六府的全部活动。换言之，就是在祖国医学里，心神在人体中的主导作用是贯串在整个人体的生理活动、病理变化和治疗机制的一切过程之中的。

（1962 年“五一”节前夕
写于湖北省中医学院内经教研组）

（本文内容略有修改，以“心是怎样主导人体全身的”为题，刊登于本院函授《辅导资料》1965 年 2 月号。）

谈谈《黄帝内经》中的“五味所入”

在祖国医学领域里，无论动、植、矿中任何一物，只要人们利用了，它都会对人体发生作用。各种物体中具有的“五味”中的一定之“味”，是它对人体发生作用的重要因素之一。现在试从《黄帝内经》中所载有关之文，来简略地谈一下所谓“五味所入”的问题。

酸、苦、甘、辛、咸五味中的任何一“味”，都有着它自己的一定特性，《尚书·洪范》中说：“水曰润下，火曰炎上，木曰曲直，金曰从革，土爰稼穑。润下作咸，炎上作苦，曲直作酸，从革作辛，稼穑作甘”。五味的这种特性和人体五藏的肾属水、心属火、肝属木、肺属金、脾属土同类，从而使一定的“味”和一定的“藏”发生着密切的“亲和”关系，所以《素问·阴阳应象大论》说：“肝……在味为酸”“心……在味为苦”“脾……在味为甘”“肺……在味为辛”“肾……在味为咸”。

《素问·宣明五气篇》说：“五味所入，酸入肝，辛入肺，苦入心，咸入肾，甘入脾。”是水谷五味进入胃中得到消化以后，各个“味”都循着“同气相求”或者说“以类相从”的规律，根据自己的“所喜”而有选择地分别入于各藏之中，以养各藏之形气及其所主之“体”和所开之“窍”等，同时，它并不只是养其“所喜的”本藏而已，而是在首先充养了其“所喜的”本藏之后，继而依着五行相生的顺序以输养其另外之藏，《素问·至真要大论》说：“夫五味入胃，各归所喜攻（据《宣明五气篇》新校正引此，作“故”字，连下句读——笔者）”，酸先入肝，苦先入心，甘先入脾，辛先入肺，咸先入肾”，《灵枢·五味》说：“水谷皆入于胃，五藏六府皆禀气于胃，五味各走其所喜，谷味酸走肝，谷味苦先走心，谷味甘先走脾，谷味辛先走肺，谷味咸先走肾”，二者均着重提出一个“先”字，这不是无意义的。《素问・阴阳应象大论》更明显地指出了这一点，它说：“……酸生肝，肝生筋，筋生心；……苦生心，心生血，血生脾；……甘生脾，脾生肉，肉生肺；……辛生肺，肺生皮毛，皮毛生肾；……咸生肾，肾生骨髓，髓生肝”。

根据以上所述，可以看到，五味中的每一种味都可先养五藏，而五藏中的每一个藏又都接受五味的充养。当然，在五味充养五藏中并不是平均分配而是各有其先后主次的。

《素问・阴阳应象大论》说：“味归形。”人们在全部生命活动的过程中，都有赖于五味的不断充养，促进其人体的生长和发展。人之有病，亦须仰于五味之相助，补虚却病，恢复健康。在五味对于五藏疾病的治疗上，一般表现为下面的两个方面：

1. 由五味的特性，以类相从而“归其所喜”之藏以治病。《灵枢・五味》说：“脾病者，宜食秔米饭、牛肉、枣、葵；心病者，宜食麦、羊肉、杏、薤；肾病者，宜食大豆黄卷、猪肉、粟、藿；肝病者，宜食麻、犬肉、李、韭；肺病者，宜食黄黍、鸡肉、桃、葱”，这正是因为“秔米饭、牛肉、枣、葵皆甘”“麦、羊肉、杏、薤皆苦”“大豆、豕肉、粟、藿皆咸”“犬肉、麻、李、韭皆酸”“黄黍、鸡肉、桃、葱皆辛”（均见同上篇），可以直补其本藏。

2. 由五藏的作用，随五藏之“苦”“欲”即去其苦、顺其欲以治病。《素问・藏气法时论》说：“肝苦急，急食甘以缓之……心苦缓，急食酸以收之……脾苦湿，急食苦以燥之……肺苦气上逆，急食苦以泄之……肾苦燥，急食辛以润之，开腠理，致津液通气也”，又说：“肝欲散，急食辛以散之，用辛补之，酸泻之……心欲软，急食咸以软之，用咸补之，甘泻之……脾欲缓，急食甘以缓之，用苦泻之，甘补之……肺欲收，急食酸以收之，用酸补之，辛泻之……肾欲坚，急食苦以坚之，用苦补之，咸泻之……”《素问・至真要大论》亦说：“木位之主，其泻以酸，其补以辛；火位之主，其泻以甘，其补以咸；土位之主，其泻以苦，其补以甘；金位之主，其泻以辛，其补以酸；水位之主，其泻以咸，其补以苦”。后世本草学家多对此义补出药例，兹据《本草纲目》和《本草求真》所载略加修改而列表如下：

表一

五藏	苦 / 欲	治则	药物举例
肝	急	甘缓	甘草
	散	辛散	川芎
心	缓	酸收	五味子
	软	咸软	芒硝
脾	涩	苦燥	白术
	缓	甘缓	甘草
肺	气上逆	苦泄	葶苈子
	收	酸收	五味子
肾	燥	辛润	细辛
	坚	苦坚	黄檗

表二

五藏	补 / 泻	药物举例
肝	辛	川芎
	酸	芍药
心	咸	芒硝
	甘	甘草
脾	甘	甘草
	苦	白术
肺	酸	五味子
	辛	桑白皮
肾	苦	黄檗
	咸	芒硝

上列两表清楚地表明了五味的各个作用，辛主散，酸主收，甘主缓，苦主坚，咸主软，亦即辛味有散结、润燥、致津液通气的作用，酸味有收缓、敛散的作用，甘味有缓急、调中的作用，苦味有燥涩、坚软的作用，咸味有软坚的作用，且五味还随其所入之藏而为补泻。

五味对五藏的治疗，当然还表现在其它方面，如后世所谓“虚则补母”“实则泻子”的五味之治五藏，因不属本文讨论范围，兹不赘述。

上面论述了五味对人体的有利作用方面，它既可以充形养体，又可以却邪治病而为人们生命过程中不可一日或缺的东西，但它在另一方面又可对人产生极其有害的作用。《素问·生气通天论》说：“阴之所生，本在五味，阴之五宫，伤在五味”，《素问·至真要大论》说：“夫五味入胃，各归所喜……久而增气，物化之常也，气增而久，夭之由也”，都说明着这一点。《素问·阴阳应象大论》也说过：“味伤形”。

五味伤人，是有其一定法度的，那就是除其反伤本藏之形气和贼其所不胜之外，还表现为《素问·宣明五气篇》中所说的“辛走气”“咸走血”“苦走骨”“甘走肉”“酸走筋”。它谆谆告诫叫人们“气病无多食辛”“血病无多食咸”“骨病无多食苦”“肉病无多食甘”“筋病无多食酸”。因为五味偏于多食，是会导致病变的。这种多食五味的病变情况，在《灵枢·五味论》中有着详细的记载。它里面写着："酸走筋，多食之令人癃；咸走血，多食之令人渴；辛走气，多食之令人洞心；苦走骨，多食之令人变呕；甘走肉，多食之令悗心"。不仅如此，而且它对这些病变的病机，也有较详的论述，它说："……酸入于胃，其气涩以收，上之两焦弗能出入也，不出即留于胃中，胃中和温则下注膀胱，膀胱之胞薄以懦，得酸则缩绻，约而不通，水道不行，故癃，阴者，积筋之所终也，故酸入而走筋矣。……咸入于胃，其气上走中焦，注于脉则血气走之，血与咸相得则凝，凝则胃中汁注之，注之则胃中竭，竭则咽路焦，故舌本干而善渴；血脉者，中焦之道也，故咸入而走血矣。……辛入于胃，其气走于上焦，上焦者，受气而营诸阳者也，姜韭之气熏之，营卫之气不时受之，久留心下，故洞心；辛与气俱行，故辛入而与汗俱出。……苦入于胃，五谷之气皆不能胜苦，苦入下脘，三焦之道皆闭而不通，故变呕；齿者，骨之终也，故苦入而走骨，故入而复出，知其走也。……甘入于胃，其气弱小，不能上至于上焦 ，而与谷留于胃中者，令人柔润者也，胃柔则缓，缓则虫动，虫动则令人悗心，其气外通于肉，故甘走肉"。

总之，五味是人体生长发展和保护健康的不可缺少的东西，但是一有偏盛它即会为害于人体。我们在日常生活和治疗工作中都必须注意这一点，而且要加以正确的掌握和利用，使其更好的为人类服务。

（附注：本文只谈到五味各作用于五藏，然临床上处方用药多为数味并用而本文因篇幅所限未曾论及，希读者勿机械视之）

（1963 年 4 月写于湖北省中医学院内经教研组）

（本文刊载于湖北省中医学院《辅导资料》1963 年 6 月号）

（表内举例药物，应据《素问·藏气法时论》中改用谷肉果菜为好）

从“粉”的历史谈到张仲景用粉的药治作用

粉，是一种粮食加工品，在我国有着悠久的历史。根据文献记载，它早在三千年前的西周时代就已成为人们日常生活的必需品了。

《说文·米部》说：“凡米之属皆从米”，又说：“粉，傅面者也，从米，分声”，《说文通训定声·屯部》说：“米末谓之粉，从米从分，会意，分亦声”，说明了粉是由米加工制成的。

米粉在古代的应用极为广泛，与人们的日常生活是密切相关的。古人在制作米粉的时候，非常重视制粉原料的选择，总是以上好谷物来制作，虽亦有用其它谷物制作者，但主要是粱米，《千金方》《外台秘要方》中所载之方就多标用粱米粉。然粱，古人又叫粟，《小学钩沈卷四》引《三仓》说：“粱，好粟也”，《新修本草卷十九》引陶弘景说：“凡云粱米，皆是粟米”，《本草纲目卷二十三》也说：“粱即粟也”，“而今之粟，在古但呼为粱，后人乃专以粱之细者名粟”可证。在古人的心目中，认为谷类之中惟粱为最优等者，《说文·米部》说：“米，粟实也”，又《卤部》说：“粟，嘉谷也”，又《米部》说：“粱，禾米也”（按：此从《说文解字注》本），又《禾部》则说：“禾，嘉谷也，以二月始生，八月而熟，得之中和，故谓之禾”，故古人盛赞其米“食之香美”而“益气”（见《新修本草卷十九》）。

米是怎样加工成粉的，不少书中都有记载，《释名·释首饰》说：“粉，分也，研米使分散也”，《证类备用本草》引《图经本草》说：“近世作英粉，乃用粟米，浸累日，令败，研，澄取之”，《齐民要术卷五》对制粉程序记载尤详，它说：“作米粉法，染（疑为“粱”字之误——笔者）米第一，粟米第二，使甚细，各自纯作，莫杂余粮，于槽中下水，脚踏十遍，净淘，水清乃止，大甕中多着冷水以浸米，不须易水，臭烂乃佳，日满，更汲新水就甕中沃之，以手把搅，淘去醋气，多与遍数，气尽乃止，稍出着一砂盆中熟研，以水沃搅之，接取白汁，绢袋滤，着别甕中，麤沉者更研之，水沃，接取如初，研尽，以杷子就甕中良久痛抨，然后澄之，接去清水，贮出淳汁着大盆中，以板一向搅，勿左右回转，三百余匝停置，盖甕勿令塵污，良久澄清，以杓徐徐去清，以三重布帖粉上，以粟糠着布上，糠上安灰，灰湿更以干者易之，灰不复湿乃止，然后削去四畔麤白无光润者，别收之以供麤用，其中心圆如鉢形酷似鸭子白光润者，名曰粉英。无风塵好日时，书布于床上，刀削粉英，如曝之，乃至粉干足，手痛挼勿住，拟客人作饼，及作香粉以供妆摩身体”。在很早的时候，古人就有制作出来洁白莹润的米粉，真是一个了不起的技术。

古人在长期的生活生产实践中，既切实的掌握了高度的制粉技术，也深刻的了解了米粉的性能。一方面把米粉用为制作饮食物或制作饮食物的唯一黏着剂，另一方面又把米粉用为妆饰物或叫化妆品。《周礼·笾人》：“羞笾之实，糗饵粉餈”注：“郑司农云：‘糗，熬大豆与米也，粉，大豆也，茨字或作餈，谓干饵饼之也，’玄谓此二物皆粉，稻米、黍米所为也，合蒸曰饵，饼之曰餈。糗者，捣粉熬大豆为饵，餈之黏着以粉之耳。饵言糗，餈言粉，互相足”，《说文·米部》：“粉，傅面者也”，《系传》：“《周礼》馈食有粉餈，米粉也，古傅面亦用米粉，故《齐民要术》有傅面英粉渍粉（疑为“米”字之误——笔者）为之也”，《说文解字注》：“许所谓傅面者，凡外曰面，《周礼》傅于饵餈之上者是也”，《说文通副定声·屯部》：“粉，傅面者也，从米，分声，《齐民要术》有傅面粉英，太元视粉其题注：饰也，按米末谓之粉，……傅于饵餈之上亦所谓傅面欤，《周礼·笾人》‘糗饵粉餈’，司农注：‘豆屑也’”，《急就篇卷三》：“芬薰脂粉膏泽筩”，颜师古注：“粉，谓……米粉，皆以傅面取光泽也”。刘熙《释名》亦载粉于《释首饰》章中。

古人不仅把粉用于日常生活中，亦且把粉用作药物以治疗疾病。《证类备用本草》引《图经本草》说：“粟米比粱乃细而圆，种类亦多，功用则无别矣，其泔汁及米粉皆入药”。其实，早在一千七百多年以前的后汉医学大师张仲景就已经用粉治病了。现在试就《伤寒论》和《金匮要略》二书里的用粉四方来探讨张仲景用粉的药治作用。为了叙述方便起见，特将这用粉四方和其治证以及后世注家的见解列表如次。（见下页）

方名	药物及用法	原方治证	注家见解	
			粉别	作用
温粉方	温粉粉之	《伤寒论·太阳篇》大青龙汤证服大青龙汤后“汗出多者”。	山田正珍：“温粉者，熬温之，米粉也，同温针温汤之温”。	陆渊雷：“汗后着粉恐其漏风耳”。
猪肤汤	猪肤一斤，右一味，以水一斗，煮取五升，去滓，加白蜜一升，白粉五合熬香，和相得，温分六服。	《伤寒论·少阴篇》：“少阴病下利咽痛，胸满心烦者。”	喻嘉言：“白粉乃白米粉也”。	成无己：“白粉，以益气断利”。
甘草粉蜜汤	甘草二两，粉一两，蜜四两，右三味，以水三升，先煮甘草取二升，去滓，内粉、蜜搅令和，熬煎如簿粥，温服一升，差即止。	《金匮要略……第十九》“蚘虫之为病，令人吐涎，心痛发作有时，毒药不止”。	丹波元简：“单称者，米粉也”。	丹波元简：“甘平安胃”。
蛇床子散	蛇床子仁，右一味末之，以白粉少许，和合相得如枣大，绵裹内之，自然温。	《金匮要略……第二十二》：“妇人阴寒”。	赵良：“白粉，即米粉”。	赵良：“籍之以和合也”。
附注	1. 猪肤汤中之粉，当还治烦懑。 2. 蛇床子散中之粉，当还有药治作用。			

梁陶弘景谓“粱米味甘……益气”，其粉则恋滞，《素问·宣明五气篇》说：“甘入脾”，《素问·藏气法时论》说：“甘缓”。仲景用粉四方，二者外用，二者内服，皆是取其甘之味及其缓滞胶恋之性，于温粉方取其恋滞塞窍以止汗，猪肤汤取其恋滞补中以止利，甘草粉蜜汤取其恋滞和中以解毒，蛇床子散取其恋滞胶着以黏药。仲景把粉作为止汗、止利、解毒和黏着药物之用，这从晋唐时代医学著作里的下列数方，可以得到真实可信的证明。

一、止汗

1.《外台秘要卷四》引《小品》疗黄疸身目皆黄，皮肤麹麈出，三物茵陈蒿方：

茵陈蒿一把　栀子二十四枚　石膏一斤　千金方加大黄三两

右三味，以水八升，煮取二升半，去滓，以猛火烧石膏，令正赤，投汤中沸定取清汁，适寒温，服一升，自覆令汗出周身遍，以温粉粉之则愈。

2.《备急千金要方卷五》：

(1) 治少小头汗，二物茯苓粉散方。

茯苓　牡蛎各四两

右治，下筛，以粉八两，合捣为散，有热辄以粉，汗即自止。

(2) 治少小盗汗，三物黄连粉方。

黄连　牡蛎　贝母各十八铢

右以粉一升，合捣，下筛，以粉身，良。

3.《备急千金要方卷十》疗盗汗及汗无时方：

麻黄根　牡蛎　雷丸各三两　干姜　甘草各一两　米粉二升

右六味，治，下筛，随汗处粉之。

4.《外台秘要卷十三》盗汗方：

(1) 止汗粉方：

麻黄根　牡蛎粉　败扇灰　栝楼各三两　白术二两　米粉三升

右六味，捣诸药，下筛为散，和粉搅令调，以生绢袋盛，用粉身体，日三两度……汗即渐止。

(2)《古今录验》疗盗汗，麻黄散方：

麻黄根三分　故扇烧屑一分

右二味，捣，下筛……又以干姜三分、粉三分，捣合，以粉粉之，大善。

二、止利：

1.《千金翼方卷十八》治霍乱吐利心烦不止方：

梁米粉五合

水一升半，和之如粥，顿服，须臾即止。

2.《外台秘要卷六》引《备急》疗霍乱烦躁方：

黄粱米粉半升

水一升半，和搅如白饮，顿服。

三、解毒：

1.《备急千金要方卷二十四》解鸩毒及一切毒药不止烦懑方：

甘草　蜜各四分　粱米粉一升

右三味，以水五升，煮甘草取二升，去滓，歇大热，内粉汤中，搅令匀调，内白蜜更煎，令熟如薄粥，适寒温，饮一升，佳。

2.《千金翼方卷二十》药毒第三：

（1）一切诸毒方：

甘草三两　粱米粉一合　蜜半两

右一味，以水五各，煮取二升，内粉一合，更煎，又内蜜半两，服七合，须臾更服之。

（2）药毒不止解烦方：甘草二两　粱米粉一升　蜜四两

右三味，以水三升，煮甘草取二升，去滓，歇大热，内粉汤中，搅令调，内白蜜，煎令熟如薄粥，适寒温，饮一升。（《外台秘要卷三十一》引此方，作“白粱粉”）

3.《外台秘要卷三十一》疗一切诸药毒方：

甘草三两炙，以水五升，煮取二升，内粉一合，更煎三两沸，内蜜半两，分服，以定止。

4.《肘后备急方卷五》治中酖毒已死方：

粉三合，水三升，和饮之。口噤，以竹管强开灌之。

四、黏合：

《备急千金要方卷二十二》治浸淫疮苦瓠散方：

苦瓠一两　蛇脱皮　蜂房各半两　梁上塵一合　大豆半合

右五味，治，下筛，以粉为粥和，傅纸上帖之，日三。

当然，以上所述只是证实张仲景的用粉经验，并不是说粉只有止汗、止利、解毒和黏合药物等四种作用。相反，粉在药用上还有更广泛的作用，如《备急千金要方卷三》之治男女阴疮，《卷五》之治小儿身赤肿起、月蚀九窍皆有疮，《卷十六》之治反胃食即吐，《卷二十二》之治赤根丁，等等。

结　语

一、本文阐述了粉在我国的悠久历史，早在西周时期就已成为人们日常生活的必需品。

二、粉是由米加工制成的，古人认为制粉以粱米为上。

三、古代用粉，一作食物，二作装饰品，三作药物治病。

四、张仲景把粉作为药物治病者有四：温粉方中用于止汗，猪肤汤中用于止利，甘草粉蜜汤中用于解毒，蛇床子散中用于黏合。

（1963 年 4 月写于湖北省中医学院金匮编写小组）

我对甘草粉蜜汤中是什么粉的看法

《金匮要略》一书里“甘草粉蜜汤”方中的“粉”究竟是什么，自明代赵良衍义以来，一直就存在着两种不同的意见，即：一种意见认为是“米粉”，另一种意见认为是“铅粉”（又叫“胡粉”）。这两种不同的意见，曾在1958年的《中医杂志》上发生过激烈的争论，但可惜没有得到争论的结果而问题仍然存在，这严重地影响我们的继承和教学工作。我在最近的工作中有感于斯，愿在这里就此问题提出一些自己的看法，来和同志们共同研讨。

这两种不同意见在争论中，公说公有理，婆说婆有理，相持不下。但张仲景在“甘草粉蜜汤”中说的“粉”总只是一种，是米粉就不会是铅粉，是铅粉就不会是米粉，绝对不会像颜师古注《急救篇》“芬薰脂粉膏泽筩”句那样“粉，谓铅粉及米粉”两种同时存在。因为甘草粉蜜汤是在治疗一定证候的具体疾病，和粧饰有所不同。

既然甘草粉蜜汤方中的粉只能是一种，那么，这两种不同意见中，尽管都在拼命地坚持自己的意见，但毕竟总有一种是不正确的。写到这里，使我想起了《列子·说符》中的一个故事：“昔齐人有欲金者，清旦衣冠而之市，適鬻金者之所，因攫其金而去，吏捕得之问曰：人皆在焉，子攫人之金何？对曰：取金之时，不见人，徒见金”，《淮南子·氾论训》评其为“志所欲则忘其为”。我们在研究甘草粉蜜汤中“粉”的时候，不能光遂其“志所欲”地干，而把非“志所欲”的东西排斥在一边，应该根据甘草粉蜜汤的方证全面研究，根据《金匮要略》全面研究，否则，就会形成“忘其为”矣，这是值得注意的。

我认为，讨论任何一个问题，都必须多拿材料出来作为证据，说服对方，否则，空口无凭，尽管你说得怎样怎样，说空话总是无济于事的。

现在我拟从甘草粉蜜汤方证中，从《金匮要略》和《伤寒论》中及从其相距不远时期的文献中，对甘草粉蜜汤方中的“粉”来加以讨论。为了讨论方便起见，还是将《金匮要略》的本条原文抄录在下面：

“蚘虫之为病，令人吐涎，心痛发作有时，毒药不止，甘草粉蜜汤主之。

甘草粉蜜汤方：

甘草二两　粉一两　蜜四两

右三味，以水三升，先煮甘草取二升，去滓，内粉、蜜，搅令和，煎如薄粥，温服一升，差即止。”

本方的粉，我个人认为只能是米粉，而绝对不是铅粉。

一、《释名·释首饰》：“粉，分也，研米使分散也”，《说文·米部》：“粉，傅面者也，从米，分声”，徐锴：“《周礼》馈食有粉餈，米粉也，古傅面亦用米粉，故《齐民要术》有傅面英粉，渍粉（疑为“米”字之误——笔者）为之也”，段玉裁：“许所谓傅面者，凡外曰面，《周礼》傅于饵餈之上者是也”，朱骏声：“米末谓之粉……傅于饵餈之上，亦所谓傅面歟”。《金匮玉函要略辑义》说：“古单称粉者，米粉也”的话，是有根据的，《释名·释首饰》：“粉，分也，研米使分散也；胡粉，胡，糊也，脂和以涂面也”，《外台秘要卷三》引《备急》疗劳復方：“以粉三升，以煖饮和服，厚覆取汗；又以水和胡粉少许服之，亦佳”。粉与胡粉别之为二，可证。

二、本方在《备急千金要方》《千金翼方》和《外台秘要》的蚘虫门中俱不载，而载在解毒门中。且看三书是怎样记载的：

1.《备急千金要方卷二十四》解鸩毒及一切药毒不止烦懑方：

甘草　蜜各四分　粱米粉一升

右三味，以水五升，煮甘草取二升，去滓，歇大热，内粉汤中，搅令匀调，内白蜜更煎，令熟如薄粥，适寒温，饮一升，佳。

2.《千金翼方卷二十》药毒不止解烦方：

甘草二两　粱米粉一升　蜜四两

右三味，以水三升，煮甘草取二升，去滓，歇大热，内粉汤中，搅令调，内白蜜，煎令熟如薄粥，適寒温，饮一升。

3.《外台秘要卷三十一》引《千金翼》疗药毒不止解烦闷方：

甘草二两炙切　白粱粉一升　蜜四两

右三味，以水三升，煮甘草取二升，去滓，内粉汤中，搅令调，下蜜，煎令熟如薄粥，適寒温，饮一升。

上列三方，均作“粱米粉”或“白粱粉”，是本方之粉为米粉无疑，且本方明谓用于“毒药不止”，自当不是杀虫之剂，而为一和胃解毒之方。故古方多有用米粉解毒者，如：

1.《肘后备急方卷五》治中酖毒已死方：

粉三合，水三升，和饮之。口噤以竹管强开灌之。

2.《千金翼方卷二十》一切诸毒方：

甘草三两　粱米粉一合　蜜半两

右一味，以水五升，煮取二升，内粉一合，更煎，又内蜜半两，服七合，须臾更服之。

3.《外台秘要卷三十一》疗一切诸药毒方：

甘草三两炙，以水五升，煮取二升，内粉一合，更煎三两沸，内蜜半两，分服，以定止。

根据以上各方所述，表明了本方有缓解一切药毒之效，因此，我认为本条“毒药”二字，包括能够毒杀蚘虫的各种毒药在内。如谓係指铅粉以外的毒药，不知其根据何在，这只是一种“想当然”之理，是不能令人信服的。

三、本条方后有“煎如薄粥”之句，亦可证明本方之粉是米粉。有谓“如薄粥，并不等于是粥”。的确，有一“如”字，我也认为它不等于就是粥，但我们怎样理解它呢？我想还是先考证下“粥”是什么东西吧。徐灏笺《说文解字注》说：“……粥，本有鬻字，惟鬻字艰于书写，故以鬻代，又省为粥耳”，《说文·鬲部》：“鬻，鬻也”，《尔雅·释言》：“鬻，糜也”，《说文·米部》：“糜，糁也”，段玉裁注：“以米和羹谓之糁，专用米粒为之谓之糁，糜亦为鬻”，《广雅·释器》：“糜，糏也”，王念孙疏证：“糏之言屑屑也，《玉篇》‘糏，碎米也’”，

《释名·释饮食》："糜，煮米使糜爛也；粥，濯（段注《说文》引此作"淖"，——笔者）于糜粥粥然也"，说明粥是用米加水在鼎中煮得糜烂而成。换言之，即米煮呈糜烂致水亦膠黏如餬者为粥。只有米粉之性恋滞，加水煮熟即成餬状而如薄粥，惟其如餬状而无糜烂之糈，似粥而非粥，故仲景说"煎如薄粥"。

四、本草谓米味甘益气，本方用米粉补中和胃，缓解药毒，可长服久服，直到毒解为止。如果认为方后"仲景说'差即止'这三字大可体味，仲景只有使用毒性药时才有郑重提出，比如用乌头是。倘然是米粉，决不如此写法，因为'即止'二字是非常有力的笔调""'差即止'三字，是说明本方乃有毒之剂，中病即止"而为仲景"谆谆告诫之语"的话，这是和仲景原意有出入的。故张仲景用乌头数方，确实慎重得很，总是教人从少量服起，视服后效果逐渐增加，在"乌头汤"方后说"服七合，不知，尽服之"，在"赤石脂丸"方后说"先食饮一丸，日三服，不知，稍加服"，在"赤丸"方后说"先食酒饮下三丸，日再、夜一服，不知，稍增之"，在"大乌头煎"方后说"强人服七合，弱人服五合，不差，明日更服，不可一日再服"，在"乌头桂枝汤"方后说"初服二合，不知，即服三合，又不知，復加至五合"，并没有"差即止"这样的语气。《广雅·释言》："则，即也"，《经传释词卷八》："则与即古同声而通用"。我认为"差即止"的"即"字，作"则"字读，"差即止"三字，是意味着这个病服用这个方"差，则止，不差，则更作服"和《备急千金要方卷二十一》中"栝楼粉治大渴秘方"的"取差止"、《外台秘要卷三十一》中"疗一切诸药毒方"的"以定止"同义，一直服到病愈为止。

"差即止"这个词句，在《备急千金要方卷十五》中曾用过。它说："治积久三十年常下痢神方：赤松皮，去上苍皮，切一斗为散，麺粥和一升服之，日三，差即止，不过服一斗永差。三十年痢服之，百日差"。难道此方也是"有毒之剂"，而方后"差即止"三字也是孙思邈"谆谆告诫"的话吗？

至于仲景对人谆谆告诫之语，倒是在"桂枝汤"方后说过"君一服汗出病差，停后服，不必尽剂"的话，但桂枝汤并不是"有毒之剂”，“百合地黄汤”方后也说：“中病，勿更服”，而百合地黄汤更不是什么“有毒之剂”。其实，无论是什么东西，只要是用于治病就成为药物，药物终究是药物，决不能当干饭用，一辈子吃下去。在达到它的治病目的以后，当然没有必要再继续服用下去了。

五、张仲景用粉治病共有四方，即温粉方、猪肤汤、蛇床子散和本方。我在《从粉的历史谈到张仲景用粉的药治作用》一文里，曾作过详细讨论，这里想只再谈一下“温粉方”。《伤寒论·太阳篇》大青龙汤证，服大青龙汤后“汗出多者，温粉粉之”，《伤寒论集成》注：“温粉者，熬温之米粉也，同温针温汤之温”。是方中单称粉而与本方同。用于止汗，当然只有山田正珍所说之“米粉”，而不会是铅粉。用米粉止汗，在古代方书里是屡见不鲜的，如：

1. 《外台秘要卷四》引《小品》疗黄疸身目皆黄，皮肤麹塵出，三物茵陈蒿汤方：

茵陈蒿一把　梔子二十四枚　石膏一斤　千金加大黄三两

右三味，以水八升，煮取二升半，去滓，以猛火烧石膏，令正赤，投汤中沸定取清汁，适寒温，服一升，自覆令汗出周身遍，以温粉粉之则愈。

2. 《备急千金要方卷五》：

（1）治少小头汗，二物茯苓粉散方：

茯苓　牡蛎各四两

右治，下筛，以粉八两，合捣为散，有热辄以粉，汗即自止。

（2）治少小盗汗，三物黄连粉方：

黄连　牡蛎　贝母各十八铢

右以粉一升，合捣，下筛，以粉身，良。

3. 《备急千金要方卷十》治盗汗及汗无时……方：

麻黄根　牡蛎　雷丸各三两　乾姜　甘草各一两　米粉二升

右六味，治，下筛，随汗处粉之。

4. 《外台秘要卷十三》盗汗方：

（1）止汗粉方：

麻黄根　牡蛎粉　败扇灰　栝楼各三两　白术二两　米粉三升

右六味，捣诸药，下筛为散，和粉搅令调，以生绢袋盛，用粉身体，日三两度……汗即渐止。

（2）《古今录验》疗盗汗，麻黄散方：

麻黄根三分　故扇烧屑一分

右二味，捣下筛……又以乾姜三分、粉三分，捣合，以粉粉之，大善。

六、我们阅读任何一种古书，都首先要忠实它、认识它，并进而发扬它或批判它，因此，首要的任务就只能是暴露它自己的本来面貌。用别的东西来掩盖或改变它的原意，是不应该的。《本草经集注》和《备急千金要方》都明谓“铅粉”是一种“不宜入汤、酒”的药物，本方是一个汤剂，方中的“粉”怎么会是铅粉而不是米粉呢？

铅粉，本草均谓其“杀三虫”，能治疗蚘虫病，这是事实。谁也不能否定它的这种作用。但它和本方之粉，究竟还是两回事，应该予以肯定。在临床上，遇到体实而蚘虫严重需要杀蚘的情况下，固然以铅粉毒蚘为治，然当患者已经服药中毒之后，还是要以本方（用米粉）取法的。

这是我的几点看法，特写出以就正于知者。

（1963 年 4 月写于湖北省中医学院金匮编写小组）

研究《金匮要略》的态度问题

《金匮要略》一书，是中医的经典著作之一，是每个修习中医的必读之书。它成书于一千七百多年以前的后汉时代，文字古奥，错简颇多。我们在研究它的时候，应该以什么样的态度呢？我想，这只能是严肃和谦虚的态度。

根据马克思列宁主义的观点，在一定历史时期内的文化艺术（包括语言文字），有一定历史时期的特点。我们研究古代任何一门科学，都只有以辩证唯物论的立场、观点和方法，才有可能得出一个比较接近正确的结论。

我国古代著作，在长期流传下来的时候，经过辗转抄写，其中所谓亥豕鲁鱼和脱落之处，自属难免。因此，我们阅读古书，校勘是一项非常重要的步骤。不作校勘，其书是读不好的。《金匮要略》一书也是如此。

对于研究《金匮要略》，我们首先就要把它的原文进行校正，使原文正确无讹，才便于研究它的原文理解和掌握它的精神。校正《金匮要略》的办法，除以《金匮要略》各种版本相互校勘外，尤不可忽略的，是晋、唐时期的各种医学著作，如《脉经》《甲乙经》《金匮玉函经》《诸病源候论》《备急千金要方》《千金翼方》《外台秘要》等等。这些著作，应该给以充分利用，根据其所载有关《金匮要略》之文，择善而从地对《金匮要略》条文进行认真的校勘，以便让它恢复或者接近原来的面目。再在这个基础上，以《金匮要略》作者张仲景自己在《伤寒杂病论集》中所说他撰用的各书，及其与《金匮要略》同时和相距不远时期的著作为主，参以后来的数十家《金匮要略》的“注解”

来认真研讨，以探求出它的本义。只有这样，才能正确地掌握它、利用它，使其古为今用，给我们社会主义医疗事业作出贡献。如果采取随便的态度，凭着自己“想当然”的读书方法，那是不解决问题的，而且是有害的。现略举数例如下，以资说明。

一、“甘草粉蜜汤”，是蚘虫病毒药不止的一个“和胃解毒”方剂，方中之“粉”是“米粉”，本无疑义，这在原文中已可看出，且本方在《备急千金要方》《千金翼方》《外台秘要》的蚘虫门中俱不载，而皆在解毒门中，并明谓“粉”是“粱米粉”或“白粱粉”，然第一个《金匮要略》注家赵良却竟把它解释为胡粉，加之尤怡等作出了惑人的巧妙方解，遂一盲引众盲地牵走了多少学者的鼻子，导致了数百年来对这问题的混乱和争论，直到目前，这种现象仍然严重存在着。

二、《肺痿肺痈咳嗽上气病》篇中第一条的后三句——“咳唾脓血：脉数虚者为肺痿，数实者为肺痈”，本来是说明肺痿肺痈二病都有咳唾脓血之证，除上述证状有不同外，还可从脉象虚实来区别。《备急千金要方卷十七》载：“论曰：病咳唾脓血，其脉数实者属肺痈，虚者属肺痿”，《脉经卷八》亦载“咳唾脓血：脉数虚者为肺痿，脉数实者为肺痈”三句为另一条，都可证明这一点。但吴谦等却以粗暴的态度，将下两句割裂为另一条，而把“咳唾脓血”一句断属上段，使咳唾脓血之证成为肺痈病所独有而肺痿病绝无。这种荒唐的做法，二百二十余年来不知贻误了多少咳唾脓血的肺痿病人；如果有人把一本《医宗金鉴》中所谓《订正仲景全书》抱在怀里，当作唯一无二的“一本经”，说自己在多年的医疗工作中看到的咳唾脓血都是肺痈病，只有肺痈病才可咳唾脓血，那是有问题的。试翻开《千金》《外台》的记载，该有多少非肺痈病的咳唾脓血之证呀！其实，肺痿病咳唾脓血，一个人看到没看到是一回事，它客观地存在着又是一回事。一个人思想中既然毫无肺痿病咳唾脓血的知识而只认为惟有肺痈病才会咳唾脓血，当然在工作中看到咳唾脓血之证就只会诊之为肺痈病了。话再退一步来说，既或是一个人真正没看到，也不等于它不存在，因为别人看到过了。毛主席在《实践论》中早就说过，一个人“不能事事直接经验”因此，每个人都不应该迷信自己的所谓“经验”而否定古人和别人的经验，更不应该认为天下医学尽在自己的所谓“经验”之中。

三、《妇人妊娠病》篇中第七条“当归贝母苦参丸”之治“妊娠小便难”，吴谦等妄自怀疑于前，秦伯未竟欲修改于后。前所谓“方证不合，必有脱简”而不加注释，后所谓“小便难而饮食照常的，用当归、贝母和苦参来治，很难理解”而据沈介业之信要改“小便难”为“大便难”。这是不恰当的。历代医家都认为当归和血养血是胎产要药，《神农本草经》明谓贝母主“淋沥邪气”、苦参主“溺有余沥”，其方用以主治妊娠血虚气结的小便难，自无不合之处，也非很难理解，且林亿等校正本条时曾注有“男子加滑石半两”。如果本条为大便难，试问注“加滑石”的用意何在？原文本无事，何必自扰之！当然，这里并不是否定沈介业家传“用当归四份，贝母、苦参各三份，研粉，白蜜为丸”以治妊娠大便难的五十年经验，但它和本条毕竟是两回事。我认为，沈介业家传本方治妊娠大便难的宝贵经验是事实，而《金匮要略》本条治妊娠小便难也未错。异病同治，一方可治数病，这是祖国医学的特点之一，是大家共认的事实，它在祖国医学中可以说比比皆是。本方在《金匮要略》中主治妊娠小便难，而沈介业的祖父在祖国医学基本理论指导下把它借用于治疗妊娠大便难收到较好效果，创造了新的经验，这正是善读古书者，也正是学术发展的必然现象。但是，仅据此就随便地把小便难改为大便难，就是不无问题的。因为这样做，根据日本人的经验，就要把《血痹虚劳病》篇中“桂枝加龙骨牡蛎汤”之证改写“遗尿”，把《妇人妊娠病》篇中“胶艾汤”之证改为“痔疮下血”。依你的经验改这一条，依我的经验改那一条，依他的经验又改另外一条，结果改去改来还成一部什么《金匮要略》呢？再说，创造一个新的经验，就否定一个原有的经验，这对自己又有什么好处、对整理和发扬祖国医学遗产又有什么好处呢？

四、《痉湿暍病》篇中第一、二条的刚痉、柔痉，兼有第七条上段之证，而第七条上段之证为篇中痉病主证，这在《诸病源候论卷七》“伤寒痉候”中叙述得非常清楚：“痉之为状，身热足寒，项颈强，恶寒，时头热，面目热，摇头，卒口噤，背直身体反张是也。此由肺移热于肾，传而为痉。痉有刚、柔。太阳病：发热无汗而反恶寒，为刚痉；

发热汗出而恶寒，为柔痉”。就从《伤寒论》和《金匮玉函经》所载有关痉病之文中，亦可看到这一点，庞安常《伤寒总病论》之文也很清楚。如果有人对这些文献熟视无睹，或者认为不如自己脑子里的东西，怀疑考证，否定校勘，一味只在那里喋喋不休地鼓吹自己，那将是错误的，那不过是毛主席在《实践论》里早已嘲笑过的“知识里手”而已。

从以上四点可以清楚地看出，在《金匮要略》一书的研究上，严肃的态度是多么重要啊!

凡是一个真正的学者都会知道，一个人读书，只能是以严肃的客观态度，虚心诚恳、实事求是地对待书本上的东西，以使自己求得更广泛的知识，决不能够也不应该用自己脑子里的现成东西去套书本上的知识，合则要，不合则弃，或者硬性改变书本的原意以强合自己。——当然，书中有糟粕是应该批斗和扬弃的，但那是在对它认识了以后才能进行的。

吕炳奎同志在《中医界必须认清自己的责任》一文里说过：“不可讳言，在解放前国民党反动统治时期，中医在学术上完全没有地位，受到歧视、排斥的严重摧残。因而极大多数的中医，对祖国医学缺乏系统的学习和钻研，理、法、方、药的理论体系没有真正的掌握，学术水平和医疗水平受到很大的限制”。这是科学的历史分析。我们中医必须正确地认识自己，端正态度，刻苦钻研，以便真正地掌握中医学术，在党的中医事业上，在继承和发扬祖国医学遗产的道路上做出有益的事情。

（1963 年 4 月写于湖北省中医学院金匮编写小组）

我对《黄帝内经》中“水为阴——气伤于味”一段的看法

《素问·阴阳应象大论》说：“水为阴，火为阳，阳为气，阴为味。味归形，形归气，气归精，精归化。精食气，形食味，化生精，气生形。味伤形，气伤精，精化为气，气伤于味”。这一段，在前人的著作里多有不同的注释，今人也颇有一些争论，《辅导资料》编辑部要我对此发表一些意见，写个东西，然我对于这一段从来就有自己的看法，感到很不好写，因为我认为，各家注释都有问题，如照书本抄，人云亦云，没有意义，对读者鲜能起到帮助作用，如写出自己意见，又很容易遭到非议，故而多次地向编辑部谢辞，然终未获辞，不得已，只有草草地把它写出来勉强交卷。

我认为，本段经文的总精神，是承上文天地云雨之义，用精、气、形、味阐述阴阳的相互资生，并说明精、气、形、味的循环依赖或者说是资生关系。它载见于《素问·阴阳应象大论》篇中。所谓“大论”者，总论也。本篇乃总论阴阳应象之义，故篇中多有阴阳相对为文，如本段水与火、气与味、精与形等皆是。本段“水为阴，火为阳”两句，是以水润下而寒、火炎上而热阐明阴阳的特征和性质，故《素问·天元纪大论》有“水火者，阴阳之征兆也”的明文。“阳为气，阴为味”两句，是说明气味的阴阳属性，气无形而升，味有质而降，故下面有“阴味出下窍，阳气出上窍”等文以补其义。“味归形，形归气，气归精，精归化”四句，是论述精、气、形、味的循环依赖或者说是资生关系，乃本段经文的主旨，四个“归”字，读如《周易·系辞下》中“天下同归而殊途”的“归”字，作“归宿”讲，作“终止”讲，“味归形”

的“味”字，读如本篇后文“在地为化，化生五味”和《素问·灵兰秘典论》中“脾胃者，仓廪之官，五味出焉”的“味”字，指形体化生的五味，非指未经消化的水谷。味归形一句，说明味为形的归宿，形为产生味的本源，《尚书·洪范》说：“水曰润下……润下作咸”“火曰炎上……炎上作苦”“木曰曲直……曲直作酸”“金曰从革……从革作辛”“土爰稼穑……稼穑作甘”，本篇后文说：“木生酸”“火生苦”“土生甘”“金生辛”“水生咸”，根据古人取象比类的原则，《素问·金匮真言论》说：“肝……其类草木”“心……其类火”“脾……其类土”“肺……其类金”“肾……其类水”，本篇后文说：“在地为木……在藏为肝”“在地为火……在藏为心”“在地为土……在藏为脾”“在地为金……在藏为肺”“在地为水……在藏为肾”，人体肝、心、脾、肺、肾的五藏形体，在一定情况下，促致酸、苦、甘、辛、咸五味的生成，所以说“味归形”。形归气一句，说明形为气的归宿，气是温养形的根本物质，张介宾说：“形之存亡，由气之聚散”，张志聪说：“诸阳之气，通会于皮肤肌腠之间，以生此形”，姚止庵引子舆氏说：“气者，体之充也”，是大气充塞于人体藏府肌腠之间以温养形体，所以说“形归气”。气归精一句，说明气为精的归宿，精是化生气的物质基础，姚止庵说：“有精而后有气，精其体而气其用也”，精化为气，气生于精，所以说“气归精”。“精归化”的“化”字，读如后文“在地为化，化生五味”的“化”字，即是五味的异词，下文“化生精”的“化”字同。精归化一句，说明精为味的归宿，味是化生精的源泉，张志聪说：“水谷之精气以化生此精”，是精乃水谷五味之精微所化，水谷五味入藏于五藏而为五藏之精，所以说“精归化”。这四句是说明味是形的归宿，形是气的归宿，气是精的归宿，精是味的归宿，或者说形是化生味的本源，气是温养形的物质，精是化生气的基础，味是化生精的源泉。它是阐明精、气、形、味的循环资生关系，同时，也是论述阴阳相互资生规律，本段说：“阳为气，阴为味”，《素问·五运行大论》说：“地者，所以载生成之形类也，虚者，所以列应天之精气也”；《广雅·释天》说：“太始，形之始也，生于戌仲，清者为精，浊者为形也”，是气，精为阳，味、形为阴。形归气，是阳生阴，阳气可生阴形，故在治疗上，本篇提出“形不足者，温之以气”的法则，精归化，是阴生阳，阴味可生阳精，故在治疗上，本篇提出“精不足者，补之以味”的法则。从精、气、形、味四者来讲，阳生阴，是由精到气而养形，阴生阳，是由形到味而化精。精、气、形、味的阴阳相互资生可列如下图：

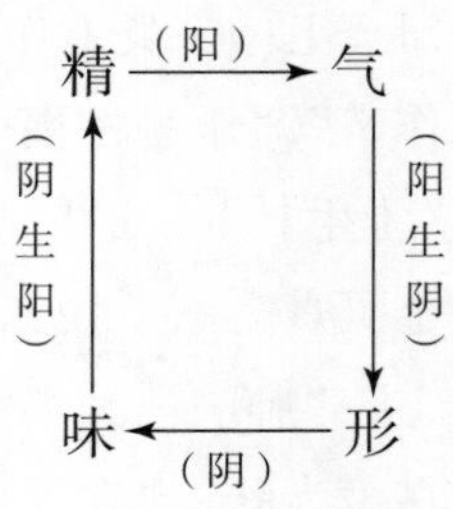

一些注家，把味归形一句释为味养形，把形归气一句又释为气养形，这是不大恰当的，因为《黄帝内经》一书，有医理，还有文理，它还是一部古典文学书籍，文字有着严密的组织性。这四句，是一种链锁性句子，读它时，抛开它的文句特点，光凭想象去理解，不会合乎文字逻辑，对研究本段经文的原意，就是不无问题的。

关于“形食味，精食气，化生精，气生形”四句，只是重复了上四句之义。“形食味，精食气”的“食”字，读如《素问·六节藏象论》中“天食人以五气，地食人以五味”的“食”，同“饲”字，作“养”字讲，形食味、精食气二句，即上“味归形”“气归精”的互文，“化生精，气生形”的“生”字，读如本篇后文“酸生肝，肝生筋……苦生心，心生血……甘生脾，脾生肉……辛生肺，肺生皮毛……咸生肾，肾生骨髓”的“生”字，作“养”字讲，化生精、气生形二句，即上“精归化”“形归气”的互文。马莳也说过：“其曰精食气者，明上文气归精也；其曰形食味者，明上文味归形也；其曰化生精者，明上文精归化也；其曰气生形者，明上文形归气也”。……当然，马莳对本段经文旨义的理解是有问题的，但他认为这四句是上四句的互文，并不错。

本段最后四句的前二句“气伤精，味伤形”，是说明气味不节则反伤及其本源，如《素问·生气通天论》中所谓“阳气者，烦劳则张，精绝”为气伤精，所谓“阴之五宫，伤在五味”和本篇后文“酸伤筋”等为味伤形，张介宾说：“味既归形，而味有不节必及伤形，气既归精，而气有失调必及伤精”。后二句“精化为气，气伤于味”，是说明真气由精化生，可以因味的不调而受伤，张志聪说：“精为元气之本，气乃精之化也”，张介宾说：“上文曰‘味伤形’，则未有形伤而气不伤者，如云‘味过于酸，肝气以津，脾气乃绝’之类，是皆味伤气也”，二人清楚地注意了这两句的医学含义。然就文字的组织性、逻辑性来讲，这两句似乎是有错简的，因为本段都是阴阳相对为文，且上面“味归形——气生形”八句中的后四句是前四句的互文，因此，在这四句中，这后两句就有是前两句互文的可能。如果这个看法可以成立的话，那么，“精化为气”的“化”字，当是“伤”字的误，“为”犹“于”字（见王伯申《经传释词》），全文读为“精伤于气”，是上“气伤精”的互文；“气伤于味”的“气”字，当是“形”字之误，读为“形伤于味”，是上“味伤形”的互文。这样，才合乎文章的逻辑性了。

（1963年10月写于湖北省中医学院内经教研组）

有关阴阳经脉各有气血多少的问题

阴阳经脉各有气血多少的理论，是祖国医学经络学说的重要组成部分之一，是我国古代医学家长期医疗实践的经验总结。它两千多年来都在为人类健康事业服务的医疗活动中起着指导作用。

在祖国医疗里，几部具有丰富而高度的理论知识的古典著作，都详细地重复地记述了这个阴阳经脉各有气血多少的以及与其有关的理论。在《黄帝内经素问》一书中，见于《血气形志篇》，在《灵枢经》一书中，一见于《五音五味篇》，再见于《九针论》；在《甲乙经》一书中，一见于《十二经水篇》，再见于《阴阳二十五人形性血气不同篇》，在《黄帝内经太素》一书中，一见于《任脉篇》，再见于《知形志所宜篇》。由于古书长期流传，文字多所错简，致使现存的这四书，七篇中有关阴阳经脉各有气血多少的记载略有不同，兹拟如下表：

书别	篇别 血气 经别	太阳		少阳		阳明		少阴		厥阴		太阴	
黄帝内经素问	血气形志篇	+	−	−	+	+	+	−	+	+	−	−	+
灵枢经	五音五味	+	−	−	+	+	+	+	−	−	+	+	−
	九针论	+	−	−	+	+	+	−	+	+	−	+	−
甲乙经	十二经水	+	+	−	−	+	+	−	+	+	−	+	−
	阴阳二十五人形性血气不同	+	−	−	+	+	+	+	−	−	+	+	−
黄帝内经	任脉	+	−	−	+	+	+	+	−	−	+	+	+
	知形志所宜	+	−	−	+	+	+	−	+	+	−	+	+
说明	1. 表中“+”号代表“多”字，“−”号代表“少”字。 2. 各经下面的第一项为“血”，第二项为“气”。												

尽管这四书七篇中所载有关阴阳经脉各有气血多少的文字不同，有出入，但是，它仍然可以清楚地表明下面的两点：①阴阳经脉所具有的气血不是等量的，而是各有多少的不同；②古人是非常重视阴阳经脉各有气血多少的这个学说的。

古人之所以重视阴阳经脉各有气血多少的学说，就在于这个学说有着客观的物质基础，能够指导实践。在这四书七篇的各个不同的记述里，根据各古典医籍所载有关阴阳经脉的刺治情况，和《素问》《灵枢经》注家的意见，以及历代医家运用这个学说指导临床活动的治疗经验，当以《素问·血气形志篇》里记载之文为是，其余各篇之文则因脱简错落而有误。

在《素问·血气形志篇》里记载了阴阳经脉各有气血多少之后，紧接着即论述阴阳经脉的表里关係，它说："足太阳与少阴为表里，少阳与厥阴为表里，阳明与太阴为表里，是为足之阴阳也；手太阳与少阴为表里，少阳与心主为表里，阳明与太阴为表里，是为手之阴阳也"，这说明十二经脉是一表一里、阴阳相配的六合。《素问·阴阳应象大论》说："阴阳者，血气之男女也"，血为阴，气为阳，在阴阳经脉的六合中，太阳常多血少气，少阳常少血多气，阳明常多气多血，少阴常少血多气，厥阴常多血少气，太阴常多气少血，正是阳有余则阴不足，阴有余则阳不足，阴阳相反，盈虚相对，惟阳明为水谷气血之海而气血皆多稍有异耳。

关于各个经脉气血多少的解释杨上善说："手足少阴、太阳多血少气，以阴多阳少也；手足厥阴、少阳多气少血，以阳多阴少也；手足太阴、阳明多血气，以阴阳俱多谷气故也。此又授人血气多少之常数也"，高士宗说："太阳常多血少气者，阳至于太，阳气已极，阳极阴生，血，阴也，阴生，故常多血；气，阳也，阳极，故常少气。少阳常少血多气者，阳始于少，阳气方生，阴气未盛，故常少血；阳气方生莫可限量，故常多气。阳明常多气多血者，有少阳之多气，有太阳之多血，以徵太少相合而成阳明也。……少阴阴未盛，故常少血；少阴为生气之原，故常多气。厥阴肝脉下合冲任，故常多血，厥阴为一阴而生微阳，故常少气。太阴为三阴，阴极则阳生，故常多气；阴极当衰，故常少血"。二人虽然所据经文不同，注释有异，但均以阴阳微盛为说则是一致的。我认为这里的阴阳气血的多少，确切点讲，很可能是以各个经脉循行分布部位的肌肉情况和毛发状态而定；也或者可能是既不能用权衡称其轻重，也不能用升斗量其多寡，而是古人通过长期医疗实践的认识，对人体生理活动、病理变化以及治疗机制所作出的理论概括。

无论怎样，祖国医学的这个阴阳经脉各有气血多少的学说，是有用处的。因为它是来源于实践之中，又转过来为实践服务而指导了临床医疗的活动，并且在指导医疗活动的长期实践中，受到过严格的检验，证明了它的价值的。

《灵枢·经水》篇说："……十二经之多血少气，与其少血多气，与其皆多血气，与其皆少血气，皆有大数，其治以针艾，各调其经气。"谁都知道，在祖国医学里，治疗疾病的原则，就在于辨证论治。而这阴阳经脉各有气血多少的理论，则是其辨证论治的重要依据之一，病在不同的经脉，用以不同的治疗方法。因此，我们在治病过程中，认真考虑各经气血多少的特点以决定治法，是非常有益的。《素问·血气形志篇》指出："刺阳明出血气，刺太阳出血恶气，刺少阳出气恶血，刺太阴出气恶血，刺少阴出气恶血，刺厥阴出血恶气"，《灵枢·经水》篇也指出："足阳明，五藏六府之海也，其脉大血多、气盛热壮，刺此者，不深弗散，不留不泻也，足阳明刺深六分，留十呼；足太阳深五分，留七呼；足少阳深四分，留五呼；足太阴深三分，留四呼；足少阴深二分，留三呼；足厥阴深一分，留二呼。手之阴阳，其受气之道近，其气之来疾，其刺深者皆无过二分，其留皆无过一呼。其少长大小肥瘦，以心撩之，命曰法天之常，灸之亦然。灸而过此者，得恶火则骨枯脉濇；刺而过此者，则脱气"。这虽是只讲的针刺方法，但已充分说明了在治疗上各个气血多少不同的经脉，须用各个不同的治法，而一定的治法只适用于一定气血的经脉，不能千篇一律。这个学说，在外科治疗上，也有非常重大的指导价值，历代外科医家都以自己的实际经验证实了这个学说的正确性，他们的经验都证明：疮痈生在少气经脉上的难以起发，生在少血经脉上的难以收敛，生在气血两充经脉上的易于起发易于收敛，因此，他们在外科治疗的原则上提出了主张：疮痈生在多气经脉上的，治疗当用行气法；疮痈生在多血经脉上的，治疗当用破血法；疮痈生在少气经脉上的，治疗当用补托法；疮痈生在少血经脉上的，治疗当用滋养法；疮痈生在气血两多经脉上的，治疗所宜内消法，终则容易收功。他们认为：人之十二经脉气血多少之分，多则易愈，少则难痊，外科工作者懂得这点，临证可以预知痈疽疮疡的始终难易、善恶吉凶，而用药的消、补之法始可的当，而不致有犯禁颓败坏逆之失，否则，在治疗上没有不出乱子的。《外科理例》的记载，充分证明了这一点。《外科理例·痈疽当分经络二十六》中说："一人年三十，左腿外廉红肿，一人年四十，胁下红肿，二人皆不预防本经少阳血少，孟浪用大黄攻里而死；一人年六十，左膊外侧一核，一女髀骨中痛，二人皆不预防本经血少，孟浪用五香十宣散表而死"。由此可以看出阴阳经脉各有气血多少的这个学说指导临床医疗活动的重要性了。

（1964 年 1 月写自
湖北省中医学院内经教研组）

怎样学习《黄帝内经》

《黄帝内经》（以下简称《内经》）一书，包括《素问》《灵枢》两个部分，共有一百六十二篇（现佚七十二、七十三两篇，有一百六十篇），为我们现存的一部最古的医学著作。根据学者们的考证，它成书于我国历史上“诸子蜂起，百家争鸣”的春秋战国时期，而后，在秦汉年间又续有一些补充。

在《内经》一书里，有着非常丰富的宝贵的医学内容，它论述了祖国医学有关人体生理、病理、病因、发病、诊断、治疗和摄生等诸方面的基本理论，它是我们劳动祖先在长期的生活生产实践中，为了生存，为了保持健康，而与疾病作斗争逐渐积累起来的经验知识的总结，它为后世医学的发展，奠定了理论基础，推动了祖国医学的前进。历代以来，祖国医学在医疗技术和医学理论方面，出现了不少的新的成就和学派，从理论体系上来讲，都是在《内经》的理论基础上丰富和发展的。因此，在继承和发扬祖国医学遗产的今天，为了全面掌握祖国医学，为了给学习中医其他各书打好基础，《内经》就成为了我们每个学习中医的必读之书。现在，我想在这里向初学《内经》者提供几点有关学习《内经》的方法。

一、用《实践论》《矛盾论》观点作为思想指导

上面说过：《内经》一书，是我们劳动祖先的经验总结。我们劳动祖先在长期生活生产的实践过程中，逐渐积累了丰富的经验知识，认识了客观事物的规律性，认识了任何事物都与其周围紧密联系，而在不断地发展，且其发展是依据其内部的矛盾运动促成的，产生了朴素的辩证

法思想。这种思想，与形而上学思想根本对立着。《内经》中记载有不少看似矛盾的东西，实际上是可以统一的，如《素问·金匮真言论》中既说“肝心脾肺肾五藏皆为阴”，又说“阳中之阳，心也”“阴中之阳，肝也”，《素问·阴阳应象大论》中既说“酸苦涌泻……”，而《素问·藏气法时论》中又说“酸收”“苦坚”，等等。形而上学者是无法理解这些问题的。

毛主席的《实践论》《矛盾论》两部伟大著作，是科学的哲学著作，是现代辩证唯物主义思想的集中表现。它放之四海而皆准。学习《内经》，只有以《实践论》《矛盾论》的思想来武装自己，作为读书的指导思想，才能有正确的思想方法认识和处理《内经》中的一切问题。因此，在学习《内经》的同时，必须加强对《实践论》《矛盾论》的学习，以便求得世界观的改造，树立正确认识世界的辩证唯物主义的科学观点，为学习《内经》培养正确的思想观点和认识方法，从而学好《内经》。

二、忠实《内经》原文

学习《内经》，首先要忠实于《内经》的原文，探求出它的本义，不能够也不应该用任何其他态度来代替这一点。我们学习《内经》的目的，原是为了继承和发扬这份宝贵遗产，为了指导医疗实践工作，只有忠实于《内经》的原文，揭露出它自己的本来面貌，才能够正确地认识它、掌握它和运用它。因此，在学习的过程中，当以原文为主，参以历代医家（指《内经》注家，下同）的注释，适当地进行一些必要的考据工作。

1. 以原文为主。原文所含的内容，最是原文的本义。在学习原文中，要注意下面几点：

（1）在《内经》的文章中，每句都有一定的含义，每段又有一个总的精神，而在每章之中仍然有一个总的精神。学习时，既要一字一句地读懂，又不能把文章弄得支离破碎而必须掌握其全体精神，否则，是学不好的。如《素问·玉机真藏论》所载“五藏受气于其所生，传之于其所胜，气舍于其所生，死于其所不胜……”一段，其“五藏受气于其所生……气舍于其所生，死于其所不胜”三句为正文，“传之于其所胜”一句是借宾定主之衬文，而主要精神则是说：五藏受病气于己所生之藏，照一般的疾病传变之次，当传之于其所胜之藏，其不传其所胜而舍于生己之藏，死于其所不胜之藏，则为子之传母的逆行，其病子传母，三传至其所不胜而死，故下文称其曰“逆死”。若撇开整段主旨，而指它分裂成一句一句地去学习，是不解决问题的。

（2）《内经》成书较早，限于当时的知识条件和写作水平，其系统性不可能完全合乎现代学习的要求。学习时，既要按照原书的篇章段落学好，又要把原书的前后文贯串起来而按一个一个的基本理论问题系统化。

（3）《内经》一书，篇幅浩大，内容繁多，且其中有些部分与医疗关系不大或者临床使用价值不高，甚至还有根本无法读通者。学习时，应当权衡其轻重主次，有选择有重点地进行学习，对其主要内容必须精读掌握，次要内容则当细读熟悉，一般内容只作粗读了解，至于历代未能读通的内容自可阙之以待，不要去钻牛角尖。

2. 参阅历代医家注释。《内经》著作的年代久远，文字古奥，旨义深邃，学习中自难避免遇到很多不易理解的东西，因而参阅历代医家的注释，就有助于对原文的迅速理解，提高学习效率。历代医家的注释都是在于阐发《内经》的蕴义，但由于其各自的历史背景不同，和对《内经》的理解、掌握的程度有别，以及治学态度、治学方法不同，从而对《内经》的注释也就不可避免地有所差异而互见得失。在学习《内经》的时候，选择一定的注释作为参考，帮助对许多原文的理解是有益处的，但对初学者来说，因缺少判别能力，不宜参阅过多的医家注释，否则就会易于陷入莫知所从的境地。初学者可选用下面几种注释，作为学习《内经》的资助：

（1）王冰《黄帝内经素问注》：王冰生于唐代，去《内经》之时未远，文化特点和学术思想都比较相近，注释精简质朴，不尚华饰，亦得《内经》之本义为多，且具有不少新的发挥，足可补《内经》原文所未及。

（2）张介宾《类经》：张介宾，明代人，深信《内经》之书，治病即以其为主，然犹恐其书资于自用而不能与天下共用，遂乃著而为“类经”，将《内经》之文予以拆开，打破《素问》《灵枢》之限，从新归类，使《内经》的原文分类相从，条理井然，门目分明，易于寻析查阅，颇有助于学者，其注亦殚精极微，鲜有贻漏。

（3）张志聪《黄帝内经素问集注》《黄帝内经灵枢集注》：张志聪，清代人，集诸同学共同讨论，为集体注释，其中多为就经解经，前后互证，反复论述，说理深透，且每引古典临床医学著作（如《金匮要略》）之文相印证，对学者有很大的启悟作用。

以上数种书籍，在几年前已由“人民卫生出版社”和“科学技术出版社”分别重印出版，正是为了供广大学习《内经》者的参考之用。

3. 适当进行必要的考据工作。我们反对烦琐的考据工作，批判为考据而考据的资产阶级治学方法，但在《内经》学习的过程中，一定的考据工作还是必要的，不可缺少的，因为有些内容，运用其他方法无法得到正确的理解，只有考据学才有可能给予解决。下面谈一下考据学的两个方面——“校勘”和“训诂”对学习《内经》的关系。

（1）校勘工作：校勘工作，在学习古代著作的过程中，是一项非常重要的工作。古人说：“书不校勘，不如不读”。（见《光明日报》1963. 3. 10，“文学遗产版”引）这话固然未免有些言之太过，但在阅读古书的某种情况下，是有其一定的实际意义的。《内经》之书，在春秋战国至现在的二千多年的流传过程中，由于辗转抄写和蛀毁剥伤，以致脱误、错讹、亥豕鲁鱼者不少，如不加以校勘订正，是无法把它读好的。如《素问·痿论》中“……在所亡失，所求不得，则发肺鸣，鸣则肺热叶焦，故曰五藏因肺热叶焦，发为痿躄，此之谓也”一段，只原文照读是不行的，必须加以校勘。试观其上下文皆五藏平列，未尝归重于肺，此处但言肺痿之由，不能说五藏之痿皆因肺热叶焦而成，如谓五藏之痿皆因肺热叶焦所成，则与下文“治痿者独取阳明”亦不相吻合。这只要据《甲乙经卷十·热在五藏发痿第四》之文予以校勘，即知“故曰五藏因肺热叶焦”和“此之谓也”两句为衍文，删之后则文义大通。因此，对《内经》中的某些内容，通过原文的精心咀嚼和注释的深入钻研之后仍不能圆满解决者，必须利用其他文献加以校勘。在校勘《内经》工作中，除其前后文可以互校（还有各种版本《内经》的互校）外，通常以晋皇甫谧《甲乙经》和隋杨上善《黄帝内经太素》二书为最主要。——因为二者是皇甫谧、杨上善二人就古代《内经》原文各自从新编撰成篇的，且均早于王冰注次《黄帝内经素问》和史崧出藏《灵枢经》。

（2）训诂工作：根据马克思列宁主义的观点，任何事物都不是静止的，而是不断运动、不断变化、不断前进、不断发展的。因此，在一定历史时期内的文化艺术（包括语言、文字），就有一定历史时期内的特点。《内经》成书于二千多年以前，距今已有一个相当长的历史时期，社会的发展促成了科学技术和语言文字都有较大的变化，如用今天发展了的或者变化了的认识，想去恰如其分地理解《内经》某些文字的本义是有困难的，必须借助于文义的考证，利用与《内经》同一时期或者前后相距不远时期的文献加以研究，依据训诂学求得解决。例如《素问·宝命全形论》中“土得木而达”句的“达”字，训其反义为通达之“达”是不妥当的，这里用的是其本训。《说文·走部》载：“达，行不相遇也”。行不相遇，即阻隔之意。隔，才与上下文中“伐”“减”“缺”“绝”等义相协。这说明了在阅读《内经》的过程中，忽视训诂之学，遗弃古代语言文字学著作——如《说文》《尔雅》《方言》《释名》等，是有遗憾的。

三、有批判地学习《内经》

毛主席在早年就曾经指出：在新的时代里，对待古代文化遗产，要吸取其精华，扬弃其糟粕，不能无批判地盲目地全盘接受。对待《内经》一书，自然也不例外。《内经》之书，虽然是一部自然科学书籍，有较大的继承价值，但是它既然编撰于两千多年前封建社会初期的春秋战国时代，同时在漫长的封建社会里，秦汉年间对内容作了较多的增补扩充，唐代王冰对内容作了较大的增减修改，因而，在思想观点上，难免有一些不纯洁的东西，或者说是不实际的非科学观点的东西，如《素问·六微旨大论》所载有关儒家“君君臣臣，父父子子”的封建伦理思想的“君位臣则顺，臣位君则逆”就是一例。学习中，必须解放思想，以现代的科学眼光、辩证唯物主义的立场、观点和方法进行有分析有批判地学习，以便扬弃其不合理的部分，而把有用部分全面接受下来，以奠定自己的祖国医学理论基础。但是，应该注意避免简单粗暴的方法，避免发生随便否定的情况，而把敢想敢说敢做的精神和实事求是的科学态度结合起来，把革命的冲天干劲和严肃态度、严格要求、严密方法结合起来。

四、理论联系实际地学习《内经》

学习《内经》的目的，原是为了学以致用，为了把古人的经验变为自己的知识，以指导医疗实践的活动，并通过医疗实际活动把它加以检验，加以发扬，不是为读书而读书，学习中，不能读死书，死读书，成为古人的奴隶，而要把理论联系实际，联系日常工作的实际，联系日常生活的实际。这样，既可避免教条主义的学习，又有助于对《内经》原文的理解，有助于对《内经》学习的巩固，有助于对《内经》内容的运用，使其牢靠的成为自己的活的知识。大家知道，在祖国医学里，其特点就在于辨证论治，对于具体的病人，总是作具体的分析，从来不容许千篇一律地对待各个具体病人。要做好这一点，缺乏高度的祖国医学理论修养是不行的。所谓高度的祖国医学理论修养，就是要具有丰富的祖国医学理论知识，且在运用这些知识的过程中，又具有非常高度的原则性与灵活性。因而在学习《内经》中，不联系实际，不掌握其主要精神，不把它变成自己的东西，只抽象的学习，空空洞洞的学习，学会念得其中几个句子是没有用处的，无济于事的，而且是不牢靠不巩固的。必须在运用上述学习方法的同时，还运用理论紧密联系实际的学习方法，才有可能把《内经》学好。

（1964年6月写自湖北中医学院内经教研组）

（本文刊入湖北省卫生厅1964年8月编印

《中医带徒弟教学参考资料》中）

（文字略有修改）

我对《灵枢》一书中的《经水》《邪客》两篇的看法

毛主席在《新民主主义论》一书中告诉我们："中国的长期封建社会中，创造了灿烂的古代文化。清理古代文化的发展过程，剔除其封建性的糟粕，吸收其民主性的精华是发展民族新文化提高民族自信心的必要条件，但是决不能无批判地兼收并蓄。必须将古代封建统治阶级的一切腐朽的东西和古代优秀的人民文化即多少带有民主性和革命性的东西区别开来。"现在本文即根据主席的这一指示原则，提出我对《灵枢》一书中《经水》《邪客》两篇内容的看法，来和同志们研讨。

《经水》是《灵枢》的第十二篇，《邪客》是《灵枢》的第七十一篇。古人在长期的医学活动中，观察到人体内五藏六府十二经脉的相互关系及其各自功用，十二经脉内禀气于五藏六府，五藏六府外濡养于十二经脉，五藏主藏精神以周全性命，六府主化水谷而产生气血，十二经脉主行血气以营运全身，所以《经水篇》说："五藏者，合神气魂魄而藏之，六府者，受谷而行之，受气而扬之，经脉者，受血而营之。"

在五藏六府十二经脉当中，作者一方面指出了心藏为五藏六府的统帅，居于领导地位，主宰着五藏六府的功能活动，受邪就会使五藏六府功能活动发生严重紊乱而导致人体的死亡，所以《邪客篇》说："心者，五藏六府之大主也，精神之所舍也，其藏坚固，邪弗能容也，容之则心伤，心伤则神去，神去则死矣，故诸邪之在于心者，皆在于心之包络"。另一方面论述了胃府为人身血气之化源，胃府在受纳水谷以后，即进行熟腐消化的作用，在这个熟腐消化的过程中，泌糟粕，蒸津液，化其精微，并使精微的不同部分进入不同部位发生不同作用而分为宗气、营气和卫气，以营养着人体五藏六府四肢百骸的活动，所以《邪客篇》说："五谷入于胃也，其糟粕津液宗气分为三隧，故宗气积于胸中，出于喉咙，以贯心脉而行呼吸焉，营气者，泌其津液，注之于脉，化以为血，以荣四末，内注五藏六府，以应刻数焉，卫气者，出其悍气之慓疾，而先行于四末分肉皮肤之间而不休者也，昼日行于阳，夜行于阴，（这里遗"其入于阴也"五字）常从足少阴之分间行于五藏六府"，同时《经水篇》记载了古人对所谓"八尺之士，皮肉在此"的人体，生则"度量切循"，死则"解剖而视"，和长期医疗实践的观察，发现了人体"藏之坚脆，府之大小，谷之多少，脉之长短，血之清浊，气之多少，十二经之多血少气，与其少血多气，与其皆多血气，与其皆少血气，皆有大数"，在《邪客篇》里，也详细地论述了手三阴经脉屈折出入的具体部位。这些有关人体各藏府经脉的生理活动和解剖位置的阐述，给临床医疗上认识疾病和治疗疾病奠定了一定基础，《经水篇》就是根据十二经脉气血多少的各自特点，指出针灸治疗时，必须知道"足阳明，五藏六府之海也，其脉大，血多气盛热壮，刺此者，不深弗散，不留不泻也。足阳明，刺深六分，留十呼；足太阳，刺五分，留七呼；足少阳，深四分，留五呼；足太阴，深三分，留四呼；足少阴，深二分，留三呼；足厥阴，深一分，留二呼；手之阴阳，其受气之道近，其气之来疾，其刺深者，皆无过二分，其留皆无过一呼，其少长大小肥瘦，以心撩之，命曰法天之常，灸之亦然。灸而过此者，得恶火则骨枯脉涩，刺而过此者，则脱气"。虽然这里所说的针刺深度，留针时间或艾灸壮数，尚没有分别出各个病证和每经的各个穴位的具体情况，但对各个经脉疾病的针灸治疗则提出了一个有用的原则。

在药物治疗方面，《邪客篇》详细记述了"厥气客于五藏六府，则卫气独卫（营）其外，行于阳不得入于阴，行于阳则阳气盛，阳气盛则阳跻陷（满），不得入于阴（这里遗"则阴之虚"四字），阴（这里遗"气"字）虚故目不瞑"的"失眠症"，采用"半夏汤"发汗"以通其道，而去其邪"，使"经络大通"而病愈的具体治疗方法。这是古人的实践经验，直到现在，犹在中医临床医疗工作中发挥着它的作用。另外，《邪客篇》还提及了色脉尺肤的诊断和针刺方法。

《灵枢》中《经水》《邪客》两篇的这些记载，和《灵枢》其他各篇的科学内容一样，在两千多年以来，一直指导着中医临床医疗的活动。它是古人给我们遗留下来的确有实用价值的医学遗产，我们应当把它继承下来，以指导我们临床医疗的实践，并通过临床医疗实践把它丰富起来，加以提高，加以发展，使之发扬光大，更好地为人民的健康事业服务。

但是，由于当时历史条件的限制，作者在唯物主义方面没有彻底化，受到了“天人感应”说的影响，而在《经水》《邪客》两篇中也记载了一些不切实际的东西，如《经水篇》说：“……此人之所以参天地而应阴阳也，不可不察。足太阳外合清水，内属膀胱，而通水道焉，足少阳外合于渭水，内属于胆；足阳明外合于海水，内属于胃；足太阴外合于湖水，内属于脾；足少阴外合于汝水，内属于肾；足厥阴外合于渑水，内属于肝；手太阳外合淮水，内属小肠，而水道出焉，手少阳外合于漯水，内属于三焦；手阳明外合于江水，内属于大肠，手太阴外合于河水，内属于肺；手少阴外合于济水，内属于心；手心主外合于漳水，内属于心包”，《邪客篇》说：“天圆地方，人头圆足方以应之；天有日月，人有两（眼）目；地有九州，人有九窍；天有风雨，人有喜怒；天有雷电，人有音声；天有四时，人有四肢；天有五音，人有五藏；天有六律，人有六府；天有冬夏，人有寒热；天有十日，人有手十指；辰有十二，人有足十指、茎、垂以应之，女子不足二节以抱人形；天有阴阳，人有夫妻；岁有三百六十五日，人有三百六十（这里遗“五”字）节，地有高山，人有肩膝，地有深谷，人有腋腘，地有十二经水，人有十二经脉，地有泉脉，人有卫气；地有草蓂，人有毫毛；天有昼夜，人有卧起，天有列星，人有牙齿；地有小山，人有小节，地有山石，人有高骨；地有林木，人有募（膜）筋；地有聚邑，人有䐃肉；岁有十二月，人有十二节；地有四时不生草，人有无子，此人（这里遗“所以”二字）与天地相应者也”。这些都是毫无实践基础的东西。

本来，古人在长期的生活生产实践中，发现了人的生存，与自然界的阴阳寒暑、四时变化有着密切关系，产生了人体与自然环境是一个统一整体的认识。这是一个很了不起的发现。它给祖国医学奠定了科学的基础，对祖国医学数千年的医疗活动发挥着指导作用。然作者被“人与天地相参”的观念所支配，不恰当地把人体组织的各个部分和天地山川的各个部分套配合一，这是错误的。这种非科学的观点，曾经长期地给学者以坏的影响，妨碍着祖国医学的正常发展。现在在整理祖国医学遗产的今天，我们必须果断地把它加以批判，加以扬弃。

（1964 年 12 月
写于湖北中医学院内经教研组）

人体五藏是怎样主宰五体和五官九窍的

依照祖国医学的观点，人是一个统一的整体。在这个统一的整体组织中，心主血脉，藏神，为五藏六府的大主，统治着五藏六府的功能活动，而五藏六府在心神的统一领导下，依靠自己的各个功能活动，通过经脉气血的传注，又分别主宰着人体的肢体百骸和五官九窍。

在祖国医学里，我国古代医学家，在整体观念的思想指导下，在我国古代朴素的辩证法思想的阴阳五行学说指导下，用取象比类的方法，论述了人体五藏六府和肢体百骸、五官九窍的具体联系，即：肝与胆构成为一个藏府阴阳表里单位，以合筋、主目；心与小肠构成为一个藏府阴阳表里单位，以合血脉、主舌；脾与胃构成为一个藏府阴阳表里单位，以合肌肉、主口唇；肺与大肠构成为一个藏府阴阳表里单位，以合皮毛、主鼻；肾与膀胱构成为一个藏府阴阳表里单位，以合骨髓、主耳与前后二阴。这种五藏外合五体、主管五官九窍的论点，是我国古代医学家在对人体生理活动和病理变化长期观察的过程中形成的，是长期医疗实践经验的总结。它有着客观的实践基础。它几千年来，一直在指导着祖国医学的临床实践，且在这个临床实践的过程中，受到过严格的检验，证明了它里面包含有科学的内容。

在祖国医学里，五藏有病往往反映到五体或五官九窍上来，五体或五官九窍有病又往往从五藏着手进行治疗而收到治愈的效果，这是几千年中历试不爽而为大家所已经认识到了的事实。它说明了五藏和五体、五官九窍之间是有其内部联系性的。

关于五藏和五体、五官九窍之间的联系，是有着物质基础的。它们以气相通，五藏都向外输布各自的精气以荣养五体和五官九窍，从而保持其紧密的联系，维持着它们的正常生理活动。

众所周知，人在生成以后，就必须不断地依赖于自然界饮食五味的奉养，而自然界饮食五味之得以能够奉养人体又有赖于人体的藏府功能活动。所以《素问·六节藏象论》说："五味入口，藏于肠胃，味有所藏，以养五气，气和而生，津液相成，神乃自生。"

祖国医学认为，在饮食物进入人体以后，首先通过脾胃的消磨和熟腐，泌别糟粕，化生出水谷，五味的纯粹精微，使之成为具有可能荣养人体藏府形骸的精华物质，其最精微部分则从中焦注入经络血脉之中向全身运行，而五藏即根据各自的功能活动和特殊性质，有选择地摄入自己所需要的具有一定特殊性能的精微部分，即或酸或苦或甘或辛或咸的水谷精微，作为自己的资养，化生自己的精气，从而通过经脉向外输布于躯体，分别荣养于各自主管的五体和五官九窍，以保持着全身各部组织器官的功能活动。《素问·阴阳应象大论》中所谓："酸生肝，肝生筋……主目""苦生心，心生血……主舌""甘生脾，脾生肉……主口""辛生肺，肺生皮毛……主鼻""咸生肾，肾生骨髓……主耳"，正是说明这一点。

从上所述，我们可以看到，五藏是有规律而毫不紊乱地在摄取着饮食五味和主宰着五体与五官九窍，肝藏只先摄取酸味而不先摄取苦、甘、辛、咸，只主宰筋和目而不主宰脉、肉、皮、骨和舌、口、鼻、耳与前后二阴，心藏只先摄取苦味而不先摄取酸、甘、辛、咸，只主宰脉和舌而不主宰筋、肉、皮、骨和目、口、鼻、耳与前后二阴；脾藏只先摄取甘味而不先摄取酸、苦、辛、咸，只主宰肉和口而不主宰筋、脉、皮、骨和目、舌、鼻、耳与前后二阴；肺藏只先摄取辛味而不先摄取酸、苦、甘、咸，只主宰皮和鼻而不主宰筋、脉、肉、骨和目、舌、口、耳与前后二阴；肾藏只先摄取咸味而不先摄取酸、苦、甘、辛，只主宰骨和耳与前后二阴而不主宰筋、脉、肉、皮和目、舌、口鼻（当然，这并不是绝对的。这只是从主要方面讲的）。然为什么人体内一定的"藏"只能先摄取一定的"味"和主宰一定的"体"与一定的"官""窍"而不及其它呢？古人通过长期的生活实践认为：宇宙间是"方以类聚，物以群分"的，任何一个物质都有一定的"气"，都有一定的形态、性情和作用，所有物质之间又都是按“同气相求”的规律而“以类相从”，如用现代的语言来讲，就是每一物类内部的相互之间都有着一种十分紧密的“亲和”关系，从而构成为一个有秩序的物质世界。古人根据这个认识，就用取象比类的方法，对人体五藏摄取五味，主宰五体和五官九窍的规律进行了说明（散见古代各书，尤以隋·萧吉《五行大义》所载为详。）这个说明，虽然还没有本质地反映出事物的真正内容，但是它指出了事物之间存在有内部的联系，及其联系的规律，指导了祖国医学几千年来的临床实践，保证了祖国医学在长期的临床实践中顺利地进行着医疗活动，从而也有力地表明了祖国医学的这份遗产是有客观依据的，是我国古代医学家长期医疗实践的总结，是我国古代医学家通过长期医疗实践在观察和认识到了人体五藏和五味、五体、五官九窍之间的内部联系的基础上产生的。因此，这个用于阐释人体五藏和五味、五体、五官九窍之间内部联系的取象比类的说明，既有客观实践的基础，又有一定的实用意义，它和无原则地拿着取象比类的方法去想当然地任意说明一切是不同的。我们认为，在没有现代科学的说明来代替它以前，是不应该用轻浮和粗暴的态度来对待它的。当然，对于一些拿着取象比类的方法去遂心所欲地毫无根据解释世界的一切，那是不恰当的，错误的，我们坚决反对；同时，对于一些无区别地盲目怀疑一切取象比类的说明，而用既无古代文献根据，又无现代实践基础，只是臆想一堆乱杂无章的东西来说明世界，那也是不对，我们也不赞成，也是不取的。

（1965 年 3 月写于湖北中医学院）

中国的长期封建社会中，創造了燦爛的古代文化。清理古代文化的发展过程，剔除其封建性的糟粕，吸收其民主性的精华，是发展民族新文化提高民族自信心的必要条件；但是决不能无批判地兼收並蓄。

摘自《新民主主义论》

祖国医学对脑的认识

脑，是人体中的一个非常重要的组成部分，是一个非常重要的组织器官。在我国古代，人们就已经对它有了一定的认识，至今还在古代文献中留有一些有关脑的记述。不过，由于祖国医学是以藏府学说为理论核心，常是把五藏六府以外的人体各个部分都从属于五藏六府之下，虽然脑是一个奇恒之府，但对五藏六府来说，仍然居于从属的地位，所以历代医家对于脑的论述是比较少见的。现在我想在这里综述一下古人对于脑的认识，用作抛砖引玉，借以引起同志们对祖国医学中有关脑的研究。

脑的形态和位置

脑，古字作“匘”。《说文解字·匕部》说：“匘，头髓也，从匕。匕，相匕著也，巛象发，囟象匘形”。我们在这段记载里，就可以看出我国在几千年前对于脑的形态和位置就已经有了相当明确的认识。所谓“髓”，就是一种居于人体骨腔、充养人体骨骼的精脂，《说文解字·骨部》说：“髓，骨中脂也”，《素问·解精微论》说：“髓者，骨之充也”；所谓“匕”，《说文解字·匕部》说：“匕，相与比叙也，从反人”，徐灏笺：“匕、比，古今字。……人为独立形，反人为匕，与之相对，是相与比叙矣”；所谓“囟”，《说文解字·囟部》说：“囟，头会匘盖也，象形”，《一切经音义》卷四释“囟”引《说文解字》此条说：“头会脑蓋额（额）空（腔）”，《释名·释形体》说：“囟（今本讹作鬓，兹据《说文通训定声·坤部》引此条改），峻也，所生高峻也”。据此，㐫字构成的本身，正阐明了两半相对的“脑髓”是相比辅地为一个髓海著鬐而居于峻高部位充塞于人体头骨腔中。

脑的生成

祖国医学认为：脑的生成，是基于一种最精微部分的物质——“精”，《灵枢·经脉》说：“人始生，先成精，精成而脑髓生”。人在出生以后，脑又赖于人体藏府之精的不断奉养以维持其继续发育和活动的需要。《灵枢·本神》说：“肾藏精”，《素问·上古天真论》说：“肾者，主水，受五藏六府之精而藏之”，《素问·阴阳应象大论》说：“肾生骨髓”，《素问·五藏生成论》说：“诸髓者，皆属于脑”，《灵枢·海论》说：“脑为髓之海”，是肾中所藏之精液，从肾中通过经络的道路进入脊内，再沿脊胎上行至于头部而聚于脑中，以充养着这个所谓奇恒之府的头髓。由于肾精的不断生髓充脑，这就是脑的功能活动保持着正常的生理状态，发挥着它的应有作用（当然，这里面也有心神的活动参加）。正因为脑的活动依赖于肾精的充养，所以祖国医学在讨论脑的时候，常是把脑从属于肾藏之中的。

脑为元神之府

《说文通训定声·小部》引《春秋·元命苞》说：“人精在脑”，《素问·脉要精微论》说：“头者，精明之府”。我们知道：古人所说的精的内容，一方面是指的如《素问·金匮真言论》中“夫精者，身之本也”，《周易·系辞上》中“精气为物”的“精微物质”，另一方面则有时又是指的如《素问·天元纪大论》中“阴阳不测谓之神”，《周易·说卦》中“神也者，妙万物而为言者也”的“神”。《素问·解精微论》中曾说过：“水之精为志，火之精为神”，据此，则木之精为魂，金之精为魄，土之精为意，而神、魂、魄、意、志五者在古人则并称之曰“五神”。这就说明了神在古人的笔下，有时候是被称作“精”的，《素问·脉要精微论》说：“夫精明者，所以视万物，别黑白，审短长"，有力地证实了这一点。根据祖国医学的观点，人们对于外界事物能够别黑白、审短长的过程，就是神的活动过程，是脑中之神在两目视物的基础上进行活动的反映，是脑中之神在两目发现事物的基础上分辨事物的结果。因此，所谓精明之府，在《本草纲目》卷三十四木之一"辛夷"条下，就直接称之为"元神之府"了。

脑的功用

《素问·奇病论》说："髓者，脑为之主"。脑为髓海，主持全身之骨髓以支架身体，使之轻劲多力、敏捷矫健、精力充沛地进行着生理活动，发挥着为人类社会的劳动精神。

《十批判书·古代研究的自我批判·申述人民身分的演变》中说："古人以目为人体的极重要的表象，每以一目代表全头部，甚至全身"。《素问·脉要精微论》中"夫精明者，所以视万物，别黑白，审短长。以长为短，以白为黑，如是则精衰矣"一段，正是以目为代表来阐明着脑中元神的盛衰，阐明着脑中元神在头部五官中的功能活动。头部五官中的耳之听，目之视，鼻之嗅，口之味，莫一能离开脑之灌精而濡空窍；耳之能辨五声，目之能辨五色，鼻之能辨五臭，口之能辨五味，更莫一能离开脑中元神的活动。《雲笈七籤·三洞经教部·上清黄庭内景经·至道章》载："至道不烦决存真，泥丸百节皆有神，发神苍华字太元，脑神精报字泥丸，眼神明上字英玄，鼻神玉垄字灵坚，耳神空闲字幽田，舌神通命字正伦，齿神崿峰字罗千，一面之神宗泥丸，泥丸九真皆有房，方圆一寸处此中，同服紫衣飞罗裳，但思一部寿无穷，非各别住俱脑中，列位次坐向外方，所存在心自相当"。人体头部的耳目鼻口就是这样"列位次坐向外方"，担任着对外界物质的声色形臭味的接触，并将接触所得的材料，立刻转达给脑中元神，以便产生应有的反映，这就是所谓"一面之神宗泥丸"和"所存在心自相当"的意义。

脑为元神之府，在人体中担当着对事物的认识、思考和记忆的重要任务，这是我国几千年前已经认识的事实。《说文解字·思部》说："思，容也，从心，囟声，凡思之属皆从思"，徐灏笺："人之精髓在脑，脑主记识，故思从囟，兼用为声”，《说文通训定声·颐部》说：“思者，心神通于脑，故从囟”，《说文解字·囟部》说：“虑，谋思也，从思，虍声”，《灵枢·本神》说：“精舍志”。这些记载，坚强地说明了人体的脑对于人的思想意识的关系，尤其《本草备要》卷二“辛夷”条下更说得清楚：“人之记性，皆在脑中。小儿善忘者，脑未满也；老人健忘者，脑渐空也”，并指出：“凡人外见一物，必有一形影留于脑中”，他还以日常的生活事实，证实着这个看法的正确：“今人每记忆往事必闭目上瞪而思索之，此即凝神于脑之意也”。

脑的病变

在人的整个生活活动中，脑都担负了非常重要的工作。脑在正常的情况下，不断地居于全身组织的集体中发挥着自己的特有作用，促进着人体的发展，一旦失常，则又可以导致不少的病变。在脑的疾病变化过程中，精气不足则临床表现出头倾、胫痠、懈怠安卧、脑转耳鸣、目眩视深，邪气侵犯则临床表现出头痛、浊涕，元神受伤则立即死亡，所以《灵枢·口问》说：“上气不足，脑为之不满，耳为之苦鸣，头为之苦倾，目为之眩”，《灵枢·海论》说：“髓海不足则脑转耳鸣，胫痠眩冒，目无所见，懈怠安卧”，《素问·气厥论》说：“胆移热于脑，则辛頞鼻渊，鼻渊者，浊涕下不止也”，《灵枢·厥论》说：“真头痛，头痛甚，脑尽痛，手足寒至节，死不治”，《素问·刺禁论》说：“刺头中脑户，入脑，立死”。

脑为心使

根据唯物主义的观点，人的思想意识等精神世界的产生，都是物质世界刺激人体头脑的结果。因而，人的思想意识，也就都是客观物质在人们头脑中的反映，都是客观物质派生出来的东西。物质是第一性的，人的思想意识是第二性的，没有物质世界的存在，也就根本没有精神世界的可能。这是断断乎不可变更的事物规律。然就人体组织器官对于接受物质反映、产生思想意识来说，在祖国医学里，脑是受着心藏支配的，是心藏所使的。因为人体中脑之所以能够进行各种思维活动，就在于脑是一个元神之府，而这个脑中的元神，却又是来源的心藏。《素问·调经论》说："心藏神"，《灵枢·大惑论》说："心者，神之舍也"，只有心神进入脑中，脑才有可能发生思维活动，"思"字的构成，既从"囟"，又从"心"，就是说明这个问题，所以《说文通训定声·颐部》说："思者，心神通于脑"。

脑为心之使，心为脑之主。只有"心"，才是人体各部组织的最高指挥者，只有"心"，才能主导着人体各部组织的功能活动。因而，在许多古代文献里，都是把耳目鼻口的视听嗅味言和意志思虑等精神活动的主宰，撇开了脑髓而直接归述于心藏的，如《白虎通·情性》说："目为心视，口为心谭，耳为心听，鼻为心嗅"，《荀子·天论》说："心居中，虚以治五官"，《灵枢·本神》说："心之所忆谓之意，意之所存谓之志，因志而存谓之思，因思而远慕谓之虑"等等，均是如此。

（1965年3月写于湖北中医学院内经教研组）

从“补”“泻”的治疗方法谈到“补药”问题

在祖国医学里，古人认为：物得一气之偏，人得天地之全，药物治病，就是利用“物之偏”，以“矫正人体”因某种原因所造成的疾病的“一气之偏”[①]。古人在长期医疗实践的活动中，创造了各种不同内容的治疗方法，运用各种不同性质的药物，以治疗各种不同原因的疾病。几千年来，它有力地保障了我国民族的绵延和发展。然而，其各种治疗方法，虽然具有多种多种的形式和各种不同的内容，但总起来讲，实不外乎“补”和“泻”的两大方法。这个补和泻的两大方法中，具有着很高价值的科学内容，即宝贵的辩证法思想。现在我想在这里先谈一下关于“补”“泻”的两大方法然后再谈谈“补药”问题。

什么是“补”“泻”

“补”和“泻”，是祖国医学治疗方法的两个方面。这两个方面是相反的，是相互对立的。它们各自的具体含义是：补，是对正气用的，有增益的意义，扶植的意义，匡助的意义，用于治疗虚证；泻，是对邪气用的，有倾泄的意义，消除的意义，削损的意义，用于治疗实证。所以《黄帝内经》说：“补则实，写（同“泻”，下同）则虚”[②]，又说：“气盛则泻之，虚则补之”[③]。

所谓“正气”，是促进人体生长发展、维护人体生命活动的东西；所谓“邪气”，正气失常就是邪气，是和正气完全相反的东西，而无益于人体，甚至是有害于人体。然什么是“虚”“实”呢？《黄帝内经》

一书中说："邪气盛则实，精气夺则虚"[4]，又说："虚者不足，实者有余"[5]，阐明了这个问题。

根据祖国医学发病学的观点，任何疾病的过程，都是邪、正斗争的过程，没有正、邪的任何一方，都不可能构成人体的疾病。因此，治疗疾病，就是扶助正气，消灭邪气，恢复人体的健康。为了达到这一目的，在医疗实践的活动中，必须了解和根据正邪虚实的不同情况，采取补或泻的不同方法对疾病进行治疗。

补泻法的运用

马克思主义的辩证法认为："无论什么矛盾，矛盾的诸方面，其发展是不平衡的。有时候似乎势均力敌，然而这只是暂时的和相对的情形，基本的形态则是不平衡。矛盾着的两方面中，必有一方面是主要的，他方面是次要的。其主要的方面，即所谓矛盾起主导作用的方面。事物的性质，主要地是由取得支配地位的矛盾的主要方面所规定的"[6]。既然人体的疾病，是一个正邪斗争的过程，在这个过程中，其正邪这对矛盾里面必定只有一方面是主要的，另一方面是次要的。换句话说，在任何疾病发展的任何过程中，疾病的性质不是偏重于正气虚，就是偏重于邪气实。治疗时，偏重于正虚的就用补法扶正以驱邪，偏重于邪实的就用泻法攻邪以安正。由于疾病的性质不同，采取的治疗方法也有不同，但达到治愈疾病，恢复健康这一结果则是相同的。陈修园说："邪去则正自复（指偏于邪盛的病），正复则邪自去（指偏于正虚的病），攻也（指疾病偏于邪盛的治法），补也（指疾病偏于正虚的治法），一而二（指疾病的治疗，有补、泻两种方法），二而一（指补、泻的两种方法，运用于治疗偏于邪盛和偏于正虚的两类疾病，达到消灭疾病、恢复健康的一个目的）也"[7]，是有一定的认识的。

补泻法的相互关系

根据上面所述，我们可以看出：祖国医学中治疗方法的补泻两个方面，虽然是互相对立的，但并不是绝对分离互不相关，而是有着一定的联系，互相依赖着、联结着，你中有我，我中有你。张仲景用“攻血破瘀”的“大黄䗪虫丸”方治疗“五劳虚极羸瘦，腹满不欲饮食……内有干血，肌肤甲错，两目黯黑”的“血瘀”病证，不说是泻而说是“缓中补虚”[8]；用“生津益气”的“麦门冬汤”方治疗“大逆上气咽喉不利”的“肺痿”病证，不说是补，而说是“止逆下气”[9]，是有道理的。

补泻双方的相互转化

毛主席告诉我们：“一切矛盾着的东西，互相联系着，不但在一定条件之下共处于一个统一体中，而且在一定条件之下互相转化”[10]，毛主席又说：“矛盾着的对立的双方互相斗争的结果，无不在一定的条件下互相转化”[11]。在祖国医学里，治疗方法中的补泻双方的作用，在一定的条件下可以互易其位置，即都可以向自己的对立方面转化。补法，本来是裨益正气的，但在某种情况下用之不当就会助长邪气损伤正气；泻法，本来是消除邪气的，但在某种情况下用之不当就会耗伤正气产生邪气。它们对于人体正气的损益都是相对的，不是绝对的，所以祖国医学特别强调：在治疗工作中，只能“补不足，损有余”[12]，而不能“实实虚虚，损不足而益有余”[13]，并且具体指出：治疗疾病要做到“无积者，求其藏，虚则补之，药以祛之，食以随之……”[14]“大毒治病，十去其六，常毒治疗，十去其七，小毒治病，十去其八，无毒治病，十去其九，谷肉果菜，食尽养之，无使过之伤其正也”[15]“大积大聚，其可犯也，衰其大半而止，过乃死”[16]，治疗疾病必须按照“毒药攻邪，五谷为养……”[17]的原则进行。这正是根据事物的相对常住性和绝对变动性而提出对临床医疗工作的告诫的。

祖国医学在长期医疗实践的活动中，通过长期观察和反覆实践，还认定一切药物（包括食物，下同）的性质，不仅在一定条件下，在补正、助邪或驱邪、耗正的作用方面相互转化，而且在一定条件下，在补、泻方面也相互转化，即某些药物对这一藏器是补，对另一藏器则是泻；某些药物对这一藏器是泻，对另一藏器则是补，所以《黄帝内经》说："肝欲散，急食辛以散之，用辛补之，酸泻之……心欲耎，急食咸以耎之，用咸补之，甘泻之……脾欲缓，急食甘以缓之，用苦泻之，甘补之……肺欲收，急食酸以收之，用酸补之，辛泻之……肾欲坚，食急苦以坚之，用苦补之，咸泻之……"[18]，又说："木位之主（肝），其泻以酸，其补以辛；火位之主（心），其泻以甘，其补以咸；土位之主（脾），其泻以苦，其补以甘；金位之主（肺），其泻以辛，其补以酸；水位之主（肾），其泻以咸，其补以苦"[19]。这说明了酸味对肺是补，对肝则是泻。同时，五味对本藏——即酸对肝、苦对心、甘对脾、辛对肺、咸对肾的补泻，也是可以在一定的条件下发生转化的，如上面引文中说："木位之主（肝），其泻以酸"，而《金匮要略》则说："夫肝之病，补用酸"[20]，就是一例。从这里可以了解，如孤立地把一切药物绝对地分为补药和泻药，并从而推论出所谓补药只有益于人体而对所谓泻药畏如蛇蝎，是不正确的，是一种形而上学的非科学观点。它蒙蔽了事物的真正面貌，掩盖了事物的本质，因而它是一种非常错误的观点。我们必须予以揭露和批判。应该指出："在绝对的总的宇宙发展过程中，各个具体过程的发展都是相对的"[21]，世界上没有绝对不变的东西。

怎样认识和对待补药

补药，在祖国医学里，对人体正气有补益和扶助的作用，用于治疗各种虚惫羸极的病证，可以收到驱除疾病、恢复正气、保障健康的效果。各种不同的补药，可以治疗各种不同的虚损病证，而且各种虚损病证的治疗，非利用各种补药不能为功。因此，补药是祖国医学宝库中的一个不可分割的重要组成部分，它和祖国医学其他组成部份一样，曾对我国民族的发展作出过很大贡献，今后还将为祖国社会主义建设事业作出更大的贡献。但是，补药只是补药，补药只是用于治疗虚损病证，而且一定的补药还只是用于一定的虚损病证。它们任何一种补药都不能包治各种不同的虚损病证，都不是包治百病的万能补药。它们对人体正气的匡辅是有条件的，没在一定条件，都不可能有益于人体，甚至在另外一些条件下即不适当的情况下，转化为对人体有害的东西。葛稚川说："五味入口，不欲偏多，故酸多伤脾，苦多伤肺，辛多伤肝，咸多则伤心，甘多则伤肾，此五行自然之理也。凡言伤者，亦不便觉也，谓久则损寿耳"[22]，张仲景说："人体平和，惟须好将养，勿妄服药。药势偏有所助，令人藏气不平，易受外患"[23]，孙思邈更叙述自己亲身遭遇说："余生平数病痈疽，得效者，皆即记之，考其病源，多是药气所作"[24]。由此可见，服药贵在得当，失当则即会发生无穷的病害，所以《黄帝内经》曾经说过："夫五味入胃，各归所喜，故酸先入肝，苦先入心，甘先入脾，辛先入肺，咸先入肾，久而增气，物化之常也，气增而久，夭之由也"[25]。

马克思主义的辩证法揭露："一切过程都有始有终，一切过程都转化为它们的对立物。一切过程的常住性是相对的，但是一种过程转化为它种过程的这种变动性则是绝对的"[26]。因而在祖国医学里，长服久服对人绝对有益而无弊害的补药是不存在的，没有也不可能有能够使人延年长生、不病不死的万灵药物。在我国古代，曾经有人千方百计地寻觅过"长生不死"的"仙药"，下海求药[27]，入山炼丹[28]，并长期服用所谓"多服久服不伤人"的"轻身益气，不老延年"的"上药"[29]，企图通过这些"上药"的长期服用，求得"身安命延，飞行长生"[30]，但是，客观事物发展的结果，却与他们的主观愿望完全相反，他们的身体不是健壮了而是多病了，他们的寿命不是延长了而是缩短了。根据魏晋南北朝以及隋唐时代服食养性法的观点，石药（矿物药）的补养作用，是大大超过于草木药（植物药）的补养作用的，他们说："玄中蔓方楚飞廉、泽泻、地黄、黄连之属，凡三百余种，皆能延年，可单服也"[31]"善摄生者……先将服草木以救亏缺，后服金丹以定无穷"[32]"然金丹之下者，犹自远胜草木之上者也"[33]"虽呼吸道（导）引及服草木之药，可得延年，不免于死也，服神丹令人寿无穷已，与天地相毕"[34]"人不服石，庶事不佳，恶疮疥癣温疫疟疾年年常患，寝食不安，兴居常恶，非止已事不康，生子难育，所以石在身者，万事休泰"[35]"人……常须服石，令人手足温暖，骨髓充实，能消生冷，举措便轻，复耐寒暑，不著诸病，是以大须服"[36]。据此，说明他们认为石药是大补之药，既能免病强身，又能却老增年。所以他们总是要“常须服石”。然而，客观的事实，却无情地打击了唯心主义者的幻想，凶恶残暴的统治者魏道武皇帝拓拔珪，曾因服用寒食散短寿了，只活了三十九岁[37][38]；他的儿子魏明元皇帝拓拔嗣，也是因为服用寒食散送命的，只活了三十二岁，更成了一个短命之鬼[39]；当时很多“朝野仕人”都因“进饵”“寒食五石更生散”遭受了毒害而“发背解体”以“颠覆”[40]，还有服食“诸石”蒙受了药害的人尚不知凡几[41]；自宋元以降，有些人们曾由服食诸石转而服食“诸草木”，然而，他们得到的，也是服食诸石的同样的终局，轻则加病，重则殒命。苏州府治东首杨某子、淮安巨商程某母、吴长吉乃室及王氏妇等服用人参或人参、白术而病增[42][43][44]，吴郡陸某、蒋奕兰等服用人参、白术或人参、附子而寿终正寝[45][46]，陈修园创立的“久服地黄暴脱证”[47]，更是不知几许之人服食地黄等药致害的强烈反映。陈修园说：“久服地黄暴脱证，当未脱时，其人起居如故，惟精神不旺，或微有咳嗽，或腰膝无力，或偶然咳血旋即自愈，或偶患肠红，或痔疮射出血线，或小便偶然变色，大便溏秘无常，此证尽可以弗药。而过于保养者，每日延医满座，间有逢迎之辈，口言有不寒不热、王道平补之法，遂与投机以六味地黄汤，加八味长寿丸、七味地黄丸、大补元煎、人参养荣汤诸方为主，加入鹿角胶、阿胶、鹿茸、海参胶、淡菜胶、紫河车之类，兼服归脾汤、逍遥散，亦加地黄。服之良久，不见其益，亦不见其害，然满腔中俱是浊阴泐淪，大犯《周易》‘履霜坚冰至’之戒，或偶因嗔怒，或偶迎房室，或偶然宴饮，偶然劳动未避风日，遂猝然无知，痰涎壅盛，吐泻大汗大喘等证，与中风无异，医者归咎于前数端之自取，而不知前数端为生人所不免之事，岂一疾遂若此之危，惟平日补水滋水，以致水邪滔天，一作不可救止”[48]。这说明了一些过于保养的人们，不当服用补药而服用补药，常使扶助正气的补药变为戕伐正气、产生邪气的东西而危害自己。似此，我们使用补药之时，安可不慎也哉！

唯补论的思想根源

随着我国古代自然科学的发展，我国古代劳动人民科学地认识到人体与自然界息息相关，与自然界是一个统一的整体，人体发病是人体气血不和和外界邪气相加所构成，而且人体气血不和是在里面起着主导作用的，他们说："邪气所凑，其气必虚"[49]"风雨寒热，不得虚，邪不能独伤人"[50]。他们在这个认识的基础上，产生了伟大的预防医学思想，这就是《黄帝内经》中所说的"治未病"[51]。在我国古代，人们在"治未病"的思想指导下，从实践中创造了导引、吐纳[52][53]等方法来保证人体的精气正常流通、气血充沛调和以御外邪而免病，这是一份非常宝贵的遗产；另一方面，又从药食性味治愈疾病上，推论出药食性味强身免病的作用。他们对药食性味抱着对人已病治病、未病防病的观点，按照一年四时春温夏热秋凉冬寒的不同气候，机械地运用药食性味来调平人体的气血[54]，使之与自然界相应而免病。这种五味配四时食用免病的预防方法，是离开了客观实际的，尤其是所谓"巫师""方士"之流，更是用唯心主义观点，臆想出什么"不死药"[55][56]，来为剥削阶级的思想服务。秦王嬴政、汉王刘徹等贪婪无厌的统治者，在兼并他国、扩张疆土和对人民残酷压榨与剥削，贪得了大量金银财物、童僕美女、豪华淫靡穷奢极侈的生活以后，产生了贪求长生的慾望，企图获得所谓"蓬莱仙人"的"不死之药"[57][58]，使他们"永远"活在人间，"永远"统治和压榨人民，"永远"享受他们那奢侈贪馋的罪恶生活。他们的这个迷梦，结果在事实面前破产了。在魏晋南北朝的时候，一群过着腐化透顶生活的士大夫们，首而悲观失望、消极苦闷，继而尽情纵欲、荒淫无耻[59]。在这种情况下，他们遂大兴"服食"之风，来满足他们纵欲荒淫的腐化生活的需要[60]。孙思邈说："又有贪饵五石，以求房中之乐……"[61]。正是清楚地说明了这一点。迨至后来，人们服食药物的内容虽然有所不同了（由主要服食矿物药，转为了主要服食植物药），但是，唯补论的思想衣钵，却被他们剥削阶级继承下来，代代相因。这里我不打算多引证，只把《儒门事亲》所载的一段话抄録在下面，来说明这个问题："予考诸经、检诸方，试为天下好补者言之：夫人之好补，则有无病而补者，有有病而补者。无病而补者谁与（欤）？上而缙绅之流，次而豪富之子，有金玉以荣其身，芻豢以悦其口，寒则衣裘，暑则臺榭，动则车马，止则裀褥，味则五辛，饮则长夜，醉饱之余，无所用心，而应致力于床第以欲竭其精，以耗散其真，故年半百而衰也。然则奈何？以药为之补矣。或咨诸庸医，或问诸客，庸医故要用相求，以所论者轻，轻之则草木而已，草木则苁蓉、牛膝、巴戟天、兔丝之类；客以好名自高，故所论者重，重之则金石而已，金石则丹砂、起石、硫黄之类，吾不知此为补也，而补何藏乎？以为补心耶？而心为丁火，其经则手少阴，热则疮疡之类生矣；以为补肝邪（同“耶”字）？肝为乙木，其经则足厥阴，热则掉眩之类生矣；脾为己土，而经则足太阴，以热补之，则为肿满；肺为辛金，而经则手太阴，以热补之，则为愤欝；心不可补，肝不可补，肺不可补，莫非为补肾乎？人皆知肾为癸水，而不知经则子午君火写，补肾之火，火得热而益熾，补肾之水，水得热而益涸，既熾其火，又涸其水，上接于心之丁火，火独用事，肝不得以制脾土，肺金不得以制肝木，五藏之极，传而之六府，六府之极，遍而之三焦，则百病交起，万疾俱生，小不足言，大则可惧，不疽则中，不中则暴瘖而死矣，以为无病而补之者所得也。且如有病而补之者谁欤？上而仕宦豪之家，微而农（指富农、地主——笔者）商市庶之辈，呕而补，吐而补，泻而补，痢而补，疟而补，咳而补，劳而补，产而补，呕吐则和胃丸、丁沉煎，泻痢荳蔻丸、御米壳散，咳不五味则宁神散，劳不桂附则山药，产不乌金则黑神，吾不知此为补果何意耶？殊不知呕得热而愈酸，吐得热而愈暴，泄得热而清浊不分，痢得热而休息继至，疟得热而进不能退，欬得热而沥不能除，劳得热而火益烦，产得热而血愈崩，盖如是而死者八、九，生者一、二，枉者死，生者幸，幸而一生憔悴之态，人之所不堪也……呜呼！医者之罪固不容诛，而用之者亦当分受其责也”[62]。

从上所述，我们可以看出：唯补论思想，是一种形而上学的观点，是剥削阶级思想的反映，是阶级社会的产物。它长期以来在我国发生着影响，直到解放以后，封建主义、资本主义的所有制虽然消灭了，但这种唯补论的思想影响仍然在人们脑子里残存着，如三月二十一日湖北省副省长韩宁夫同志在全省卫生行政会议上作报告中所批评的那个卫生院长在短短的一年多之内即服用一千多元钱的补药而和五个女性搞不正当的男女关系就是一例。十五年来，由于马克思主义和毛泽东思想的深入人心，人们的世界观得到了辩证唯物论的改造，对认识客观世界有了比较正确的立场、观点和方法，因而对于补药，也逐渐有了比较正确的认识。但是，就目前情况说来，唯补论思想的残余，仍然有待于我们去肃清，而且有待于我们大力去肃清。应该知道，这种唯补论思想的残余，浪费了国家的财产，浪费了人民的药物，损害了一部分人的身心健康，影响了一部分人的真正疾病的治疗，妨碍了祖国社会主义建设事业的顺利发展，这是一个严重的问题，是两个阶级、两种思想、两条道路斗争的问题，我们必须严肃对待。

小　结

一、我国古代劳动人民在长期与疾病作斗争的实践中，创造了"补""泻"的治疗方法。补法对人体有匡正驱邪的作用，泻法对人体有攻邪辅正的作用。但并不是绝对的，在一定的条件下，补法可转化为助邪害正的东西，泻法可转化为伤正生邪的东西。

二、补药，是祖国伟大医学宝库中的重要组成部分，是临床医疗工作中战胜疾病、保持健康不可缺少的东西。但它不能包治百病，也不是绝对有益无害，必须以辨证论治的观点加以运用。

三、唯补论思想，是剥削阶级思想的反映。它违背了辩证唯物论的观点，是一种形而上学的东西，是对人的身心健康有危害作用的东西，是对我国社会主义建设事业不利的东西，我们应该用毛泽东思想作为自己的武器来把它给以肃清。

注：

①《本草问答》卷上，清·唐宗海著，广益书局刊行。

②《灵枢经·终始第九》，撰人不详，四部丛刊据上海涵芬楼藏明赵府居敬堂刊本。

③《灵枢经·背腧第五十一》，撰人不详，四部丛刊据上海涵芬楼藏明赵府居敬堂刊本。

④《素问·通评虚实论篇第二十八》，唐·王冰次注本，人民卫生出版社 1956 年 3 月影印。

⑤《灵枢·刺节真邪第七十五》，撰人不详，四部丛刊据上海涵芬

楼藏明赵府居敬堂刊本。

⑥《毛泽东著作选读》甲种本第98页，人民出版社1964年6月版。

⑦《伤寒论浅注方论合编·少阴篇》，清·陈念祖著，四川人民出版社1957年就渭南严氏原版印行。

⑧《金匮要略方论·血痹虚劳病脉证并治第六》，汉·张机著，人民卫生出版社1956年3月影印。

⑨《金匮要略方论·肺痿肺痈咳嗽上气病脉证治第七》，汉·张机著，人民卫生出版社1956年3月影印。

⑩《毛泽东著作选读》甲种本第108页，人民出版社1964年6月版。

⑪《毛泽东著作选读》甲种本第489页，人民出版社1964年6月版。

⑫《金匮要略方论·藏府经络先后病脉证第一》，汉·张机著，人民卫生出版社1956年3月影印。

⑬《难经·五常政大论第七十》，唐·王冰次注本，人民卫生出版社1965年3月影印。

⑭《素问·五常政大论第七十》，唐·王冰次注本，人民卫生出版社1956年3月影印。

⑮同上。

⑯《素问·六元正纪大论第七十一》，唐·王冰次注本，人民卫生出版社1956年3月影印。

⑰《素问·藏气法时论第二十二》，唐·王冰次注本，人民卫生出版社1956年3月影印。

⑱同上。

⑲《素问·至真要大论第七十四》，唐·王冰次注本，人民卫生出版社1956年3月影印。

⑳《金匮要略方论·藏府经络先后病脉证第一》，汉·张机著，人民卫生出版社1956年3月影印。

㉑《毛泽东著作选读》甲种本第63页，人民出版社1964年6

月版。

㉒《抱朴子·内篇·极言》，晋·葛洪著，四部丛刊据上海涵芬楼借江南图书馆藏明鲁藩刊刊本影印。

㉓《备急千金要方·食治·序论第一》，唐·孙思邈著，人民卫生出版社 1955 年 5 月版。

㉔《备急千金要方·痈疽》，唐·孙思邈著，人民卫生出版社 1955 年 5 月版。

㉕《素问·至真要大论第七十四》，唐·王冰次注本，人民卫生出版社 1963 年 6 月版。

㉖《毛泽东著作选读》甲种本第 111 页，人民出版社 1964 年 6 月版。

㉗《史记·秦始皇本纪第六》《史记·封禅书第六》，汉·司马迁撰，金陵书局光绪四年冬日即行。

㉘《抱朴子·内篇·登涉》，晋·葛洪著，四部丛刊据上海涵芬楼借江南图书馆藏明鲁藩刊刊本影印。

㉙《神农本草经·序録》，日人森立之重辑，群联出版社 1955 年 4 月版。

㉚《抱朴子·内篇·仙药》，晋·葛洪著，四部丛刊据上海涵芬楼借江南图书馆藏明鲁藩刊刊本影印。

㉛同上。

㉜《抱朴子·内篇·极言》，晋·葛洪著，四部丛刊据上海涵芬楼借江南图书馆藏明鲁藩刊刊本影印。

㉝《抱朴子·内篇·金丹》，晋·葛洪著，四部丛刊据上海涵芬楼借江南图书馆藏明鲁藩刊刊本影印。

㉞同上。

㉟《备急千金要方·解五石毒第三》，唐·孙思邈著，人民卫生出版社 1955 年 5 月版。

㊱同上。

㊲《千金翼方·解石及寒食散并下石第四》："凡是五石散，先名寒食散者，言此散宜寒食……"唐·孙思邈撰，上海中原书局出版。

（此注可删）

㊳《魏书·太祖纪第二》，北齐·魏收撰，金陵书局同治十一年冬十月印行。

㊴《魏书·太宗纪第三》，北齐·魏收撰，金陵书局同治十一年冬十月印行。

㊵《备急千金要方·解五石毒第三》，唐·孙思邈著，人民卫生出版社 1955 年 5 月版。

㊶《千金翼方·服诸药石及寒食散已违失节度发病疗之法合四十五条第三》《千金翼方·解石及寒食散并下石第四》，唐·孙思邈撰，上海中原书局出版。

㊷《洄溪医案·痰》，清·徐大椿著，湖北官书处光绪十七年刊。

㊸《洄溪医案·怔忡》，清·徐大椿著，湖北官书处光绪十七年刊。

㊹《寓意草·论吴长吉乃室及王氏妇误药之治验》，清·喻昌著，上海科学技术出版社 1959 年 3 月版。

㊺《洄溪医案·呃》，清·徐大椿著，湖北官书处光绪十七年刊。

㊻《洄溪医案·暑》，清·徐大椿著，湖北官书处光绪十七年刊。

㊼《医学实在易·久服地黄暴脱证》，清·陈念祖著，上海图书集成印书局光绪十八年印。

㊽同上。

㊾《素问·评热病论第三十三》，唐·王冰次注本，人民卫生出版社 1956 年 3 月影印。

㊿《灵枢经·百病始生第六十六》，撰人不详，四部丛刊据上海涵芬楼藏明赵府居敬堂刊本。

51《素问·上古天真论第一》，唐·王冰次注本，人民卫生出版社 1956 年 3 月影印。

52《吕氏春秋·仲夏纪·古乐》，秦·吕不韦撰，四部丛刊据涵芬楼藏明宋邦乂等刊本。

53《庄子·刻意第十五》，战国·庄周著，上海中华书局据明世德堂本校刊四部备要袖珍本。

(54)《周礼·天官冢宰下·食医》汉·郑氏注本，四部丛刊据上海涵芬楼借长沙叶氏观古堂藏明翻宋岳氏相台本影印。

(55)《山海经·海内西经第十一》，撰人不详，四部丛刊据上海涵芬楼借江安傅氏双鑑楼藏明成化戊子刊本影印。

(56)《史记·封禅书第六》，汉·司马迁撰，金陵书局光绪四年冬日印行。

(57)《史记·秦始皇本纪第六》，汉·司马迁撰，金陵书局光绪四年冬日印行。

(58)《史记·孝武本纪第十二》，汉·司马迁撰，金陵书局光绪四年冬日印行。

(59)《简明中国通史》上册第325页，吕振羽著，生活·读书·新知三联书店1951年6月北京版。

(60)《张仲景生平事蹟考证》，薛凝嵩撰，新中医药1953年7月号。

(61)《备急千金要方·治病略例第三》，唐·孙思邈著，人民卫生出版社1955年5月版。

(62)《儒门事亲·补论第二十九》，金·张子和著，上海科学技术出版社1959年3月版。

（1965年4月写于湖北中医学院内经教研组）

（本文略有删改，刊登于广东中医学院《新中医》1973年第3期，题为：《论祖国医学中补法、泻法的辩证关系——兼评“唯补论”的思想根源》。）

……对於中国古代文化，同样，既不是一概排斥，也不是盲目搬用，而是批判地接收它，以利於推进中国的新文化。

摘自《论联合政府》

《黄帝内经》形成的探讨（初稿）（祖国医学理论体系形成的探讨）

《黄帝内经》一书，是我国现存的一部最早的医学古典著作。它以五藏六府为理论核心，以阴阳五行为思想指导，比较详细地论述了祖国医学有关人体生理、解剖、病理、病因、发病、诊断、治法和预防等方面的知识，具有着比较系统而完整的理论体系。这个理论体系具有着东方的特色，具有着辩证法的思想。本文试以辩证唯物论的观点，就这个理论体系的形成加以探讨。

医药起源于劳动

按照马克思主义的辩证唯物论的观点，“人和禽兽不同的第一个根本的分界线，就在于劳动，就在于生产”[①]，因此，“人类的生产活动是最基本的实践活动，是决定其他一切活动的东西”[②]。我们的祖先自从转化到人类，就有了医疗的活动，而他们的医疗活动，是建立在他们的生产活动的基础之上的，是依据他们的生产活动而进行的。

恩格斯说：“当我们的祖先的两手，经过长期的改造与练习，而学会了制造石刀和类似极简单的工具的时候，猿转化为人的一个决定性步骤便完成了”[③]。这说明了人的生活，是从学会制造工具进行劳动生产而开始的。在这个人类社会的太古时期里，人们共同制造和使用着粗石器到精制石器的工具（还有木制、骨制的工具），以生产物质生活资料为目的进行采集渔猎到畜牧种植的活动。起初由于生产工具的原始，能获得的食物是很少的，经常受到饥饿的威胁，人们在饥不择食的情况下，见到什么吃什么，偶然吃到大黄而泻下，吃到麻黄而汗出，吃到藜芦而呕吐，吃到车前而尿多，并且吃到大黄泻下而腹胀减轻，吃到藜芦呕吐而胸闷消失，这样无意识地经过了若干万年的无数次的实践经验的积累，后来逐渐地意识到了这种现象，并有意识地把它用于医疗以消除人体的不和，这就发明了原始的古代医药。

人们在运用石器工具进行物质生活资料的生产活动中，常无意中被石器撞击到身体的某些部位而消失了某些疾病，如撞击到合谷部而齿痛告愈，撞击到列缺部而头痛遂已，在这样的长期生活实践中经过了不知若干万次之后，被人们所意识所发现并把它加以利用，就创造了我国古代的“针砭疗法”，所以《说文解字·石部》说：“砭，以石刺病也”。它并随着生产工具的不断改进，继而又有了骨针、竹针的运用（到后来又发展到金属针，成为我们现在的针疗法）。

恩格斯说：“在人类历史的发展期，发现了如何把机械的运动转成为热、摩擦生火”④。古人在发明了火并利用火热取暖和烧烤食物以及保存火种的过程中，被火烧伤的事情是会常有的。由于人体某一部位的偶然烧伤，竟消除了人体的某一疾病，如烧伤了足三里的部位而腹泻停止，它和针砭疗法一样，在经过若干万次以后，被人们所意识所发现并把它加以利用，这就发明了“温灸疗法”。在发明这个温灸疗法的当时，是直接用火在人体皮肤上进行而不间隔蒜片或姜片的（隔蒜灸、隔姜灸等，都是后来的事情），也不间隔其他任何东西。这种方法，至今在某种情况下依然使用着，现在叫它“瘢痕灸”。

另外，人们在与毒蛇猛兽的斗争和部落之间的相互战争中，常会有许多外伤，因此，用泥土、树叶、口涎等掩敷伤口的外治方法就有可能产生。现在在一些穷乡僻壤的大山区里还可看到这种原始疗法的痕迹。

巫的产生及其和医药的关系

在上述的这个太古时期里，由于生产力的低下，人们的知识未能发达，对自然斗争软弱无能，因而对人的分娩、疾病、梦魇、死亡等现象，和对其他的一些复杂的自然现象如风、雷、雨、冻、旱等等一样都无法解释，于是就认为世界之外另有一种“神灵”在发生作用。有了疾病就认为是鬼神在作怪，还用祈祷的办法企图请求“神灵”护佑和帮助，以消除其疾病的折磨。后来由于生产力的提高，便逐渐地产生了专门从事祷祝一类的“巫”。

根据古代文献记载：“开明东，有巫彭、巫抵、巫阳、巫履、巫凡、巫相夹窫窳之尸，皆操不死之药以距之”⑤“大荒之中，有山名曰豐沮玉门，日月所入，有灵山巫咸、巫即、巫盼、巫彭、巫姑、巫真、巫礼、巫抵、巫谢、巫羅十巫从此升降，百药爰在”⑥。是巫掌握了一定的民间医药经验，而以能和鬼神相通的姿态用祈祷的形式来给人治病，使原始的医疗活动披上了一层神秘的外衣，到殷商之时，更是被巫教的神学所笼罩。但是，经验医学的本身仍然保留着，并且在和巫祝的激烈斗争中一代一代地于实践中向下传递和向前发展。

我国古代唯物主义哲学思想的产生

我国社会进入到了周秦时代，由于社会生产力的不断发展，使各种自然科学如天文、历法、数学、医学等都取得了相当水平的成就，这就给唯物主义思想体系的形成具备了必要条件和科学根据，产生了朴素的唯物主义哲学，而这个朴素的唯物主义哲学的产生，又推动了当时的自然科学的发展。祖国医学当时就是在这种哲学思想指导下，把以前的医疗实践经验加以总结而发展起来的。

众所周知，在周秦时代，我国的一些古代唯物主义哲学家，从唯物主义的立场出发，在探讨天地万物构成的本源的过程中，为了打破西周以来的天命鬼神等宗教迷信观念，提出了很多唯物主义的解说。有的用阴阳两种气来解释一切自然现象的生成和变化；有的认为世界万物是水、火、木、金、土等五种元素所构成；有的提出了精气是构成世界万物的基本物质。如：

1. 阴阳说：阴阳学派通过长期的生产实践和社会实践，认为自然界也与人和动物一样，是由两性（阴阳）产生的。它以“进取诸身，远取诸物”⑦的比类方法，从男女两性的差别，论及到人类以外的昼夜、寒暑、牝牡、生死等等自然现象和社会现象，并从复杂的自然现象和社会现象中抽象出“阴”“阳”两个基本范畴。所谓“阳”，是代表积极、进取、刚强、阳性等特性和具有这些特性的事物；所谓“阴”，是代表消极、退守、柔弱、阴性等特性和具有这些特性的事物，而世界万物就是在两种对抗性的物质势力——阴阳的运动推移之下孳生着、发展着的。他们说：“天地絪缊，万物化醇，男女构精，万物化生……乾，阳物也，坤，阴物也。阴阳合往而刚柔有体，以体天地之撰，以通神明之往，其称名也杂而不越”[⑧]“乾，天也，故称乎父；坤，地也，故称乎母。震一索而得男，故称之长男，巽一索而得女，故称之长女；坎再索而得男，故称之中男；离再索而得女，故称之中女；艮三索而得男，故称之少男；兑三索而得女，故称之少女”[⑨]“乾道成男，坤道成女，乾知大始，坤作成物，乾以易知，坤以简能，易则易知，简则易从，易知则有亲，易从则有功，有亲则可久，有功则可大，可久则贤人之德，可大则贤人之业，易简而天下之理得，天下之理得，而成位乎其中矣”[⑩]“是故阴阳者，天地之大理也，四时者，阴阳之大径也”[⑪]“春秋冬夏，阴阳之推移也，时之短长，阴阳之利用也，日夜之易，阴阳之化也，然则阴阳正矣。虽不正，有余不可损，不足不可益也。天地莫之能损益也”[⑫]“故通乎阳气，所以事天也，经纬日月用之于民，通乎阴气，所以事地也，经纬星历以视其离，道若通然后有行”[⑬]“阴阳之和，不长一类，甘露时雨，不私一物”[⑭]“太一出两仪，两仪出阴阳，阴阳变化，一上一下，合而成章，浑浑沌沌，离则复合，合则复离，是谓天常。天地车轮，终则复始，极则复反，莫不咸当。日月星辰，或疾或徐，日月不同，以尽其行，四时代兴，或暑或寒，或短或长，或柔或刚。万物所出，造于太一，化于阴阳，萌芽始震，凝寒（此字当有误）以形”[⑮]“万物负阴而抱阳，冲气以为和”[⑯]。阴阳学派首而肯定了世界是物质的，“盈天地之间者，唯万物”[⑰]继而把千变万化复杂纷纭的事物抽象概括为阴阳一对基本原则。它探索了事物发展的内在原因，阐明世界万物都在对立统一的矛盾之中，受着阴阳规律的制约。并由于对立统一的矛盾运动的推动，一切事物都在不断地发生变化、向前发展，而且发展到一定程度的时候，即向自己的对立方面进行转化。这种对世界万物生长变化过程的认识，反映了我国古代的唯物论观点和辩证法思想。

2. 五行说：水、火、木、金、土等五行，是人们日常生活中常见的和不可缺少的五种物质形态。五行学派在长期的生产实践中，在当时农牧业、手工业生产技术知识及其对水、火、木、金、土这五种物质比较深入观察和了解的基础上，逐渐地形成了“五行”观念。在反对万物为神所造的那种陈腐观念而又不满足于阴阳等新的观念，还要对事物更加分析入微、更加具体化一点的情况下，就用这五种为当时人们所常见而又不可缺少的物质形态来概括客观物质世界和种种复杂现象，提出了水、火、木、金、土这五种最基本物质是构成世界万物不可缺少的元素，也是推动世界万物不断发展的力量，并依据“五行”的观点对某些自然现象和社会现象进行了分类，企图说明世界的构成是有秩序的。他们说：“初一曰五行，次二曰敬用五事，次三曰农用八政，次四曰协用五纪，次五曰建用皇极，次六曰乂用三德，次七曰明用稽疑，次八曰念用庶徵，次九曰向用五福、威用六极。一、五行：一曰水，二曰火，三曰木，四曰金，五曰土。水曰润下，火曰炎上，木曰曲直，金曰从革，土爰稼穑。润下作咸，炎上作苦，曲直作酸，从革作辛，稼穑作甘。二、五事：一曰貌，二曰言，三曰视，四曰听，五曰思。貌曰恭，言曰从，视曰明，听曰聪，思曰睿。恭作肃，从作乂，明作晢，聪作谋，睿作圣。三、八政：一曰食，二曰货，三曰祀，四曰司空，五曰司徒，六曰司寇，七曰宾，八曰师。四、五纪：一曰岁，二曰月，三曰日，四曰星辰，五曰历数。五、皇极……。六、三德：一曰正直，二曰刚克，三曰柔克。……七、稽疑……。八、庶徵：曰雨，曰暘，曰燠，曰寒，曰风。曰时五者来备，各以其叙，庶草蕃庑，一极备凶，一极无凶。曰休徵：曰肃，时雨若；曰乂，时暘若；曰晢，时燠若；曰谋，时寒若；曰圣，时风若。曰咎徵：曰狂，恒雨若；曰僭，恒暘若；曰豫，恒燠若；曰急，恒寒若；曰蒙，恒风若；曰：王省惟岁，卿士惟月，师尹惟日；岁月日时无易，百谷用成，乂用明，俊民用章，家用平康。日月岁时既易，百谷用不成，乂用昏不明，俊民用微，家用不宁。庶民惟星，星有好风，星有好雨，日月之行，则有冬有夏。月之从星，则以风雨。九、五福：一曰寿，二曰富，三曰康宁，四曰作好德，五曰考终命；六极：一曰凶短折，二曰疾，三曰忧，四曰贫，五曰恶，六曰弱”[18]“故先王以土与金、木、水、火杂以成百物。是以和五味以调口，刚四支以卫体，和六律以聪耳，正七体以役心，平八索以成人，建九纪以立纯德，合十数以训百体，出千品，具万方，计亿事，材兆物，收经入，行姟极”[19]“凡帝王者之将兴也，天必先见祥乎下民，黄帝之时，天先见大螾、大蝼，黄帝曰：土气胜。土气胜，故其色尚黑，其事则土。及禹之时，天先见草木秋冬不杀，禹曰：木气胜。木气胜，故其色尚青，其事则木。及汤之时，天先见金刃生于水，汤曰：金气胜。金气胜，故其色尚白，其事则金。及文王之时，天先见火赤鸟衔（衔）丹书集于周社，文王曰：火气胜。火气胜，故其色尚赤，其事则火。代火者，必将水，天且先见水气胜。水气胜，故其色尚黑，其事则水。水气至而不知，数备，将徙于土”[20]。五行学派认为“声一无听，物一无文，味一无果，物一不讲”[21]，对单一的“水”这个物质为生成世界万物的根源感到不满足，从而提出了水、火、木、金、土五种物质杂合为生成世界万物的根源。它阐明了世界万物都是由于不同的“他”物和合变化而来，都是不同性质和作用的水、火、木、金、土五种物质所构成，且这五种物质的不同性质和作用的相互影响也是促成世界万物变化发展的动力，同时，这种事物的变化发展，又是按着这五种物质的不同性质和作用的相互关系的规律在向前进行。这种我国古代的五行学说，和上述的阴阳学说一样，既反映了我国古代唯物主义的世界观，也反映了我国古代朴素的辩证法思想。

3. 精气说：精气学派通过长期的生活生产实践的观察，尤其是当时医学科学发展的观察，认为世界一切物质都是“精气”所产生，从而提出了精气是世界万物生成之本源的唯物主义观点。他们说：“凡物之精，此（当作“比”）则为生，下生五谷，上为列星，流于天地之间谓之鬼神，藏于胸中谓之圣人。是故民（当作“此”）气，杲乎如登于天，杳乎如入于渊，淖乎如在于海，卒乎如在于已（当作“山”）。是故此气也，不可止于力，而可安于德，不可呼以声，而可迎以音（当作“意”），敬宋勿失，是谓成德。德成而智出，万物果（当作“畢”）得”[22]“精气自生（当作“在”），其外安荣，内藏以为泉原，浩然和平以为气渊，渊之不涸，四体乃固，泉之不竭，九窍遂通，乃能穷天地、被四海，中无惑意，外无邪菑，心全于中，形全于外，不逢天菑，不遇人害，谓之圣人。人能正静，皮肤裕宽，耳目聪明，筋信而骨强，乃能戴大圜而履，大方，鉴于大清，视于大明，敬慎无忒，日新其德，徧知天下，穷于四极，敬发其充，是谓内德。然而不反，此生之忒"[23]"凡人之生也，天出其精，地出其形，合此以为人，和则生，不和不生，察和之道，其精不见，其徵不醜，平正擅匈（同"胷"），论治（当作"淪洽"）在心，此以长寿"[24]"精气之集也，必有入也，集于羽鸟与，为飞扬。集于走兽与，为流行。集于珠玉与，为精朗（当作"良"）。集于树木与，为茂长。集于圣人与，为敻明。精气之来也，因轻而扬之；因走而行之；因美而良之；因长而养之；因智而明之"[25]"凡事之本，必先治身，啬其大宝，用其新，弃其陈，腠理遂通，精气日新，邪气尽去，及其天年，此之谓真人"[26]。精气学派创造了这个具有流动性质的微小物质的精气为世界万物生成的本源的学说，比起用某些特殊性质的物质来说明所有的东西更加前进了一步。这一学说更有利于说明世界万物的物质性及其统一性。由于这一学说在说明万物起源方面有它优越的地方，所以后来的许多唯物主义哲学家都继承了这一说法。

我国古代哲学和祖国医学的关系

从我国的丰富文献记载里，我们可以看到：我国古代的阴阳学说和五行学说，到后来在邹衍的哲学思想是合家了，而阴阳五行学说和精气学说迨至吕不韦的哲学思想问世又被统一在一起。我国古代的这种哲学思想，影响着我国古代自然科学的发展。祖国医学理论体系就是在这种哲学思想影响下形成的。我国古代医学家，为了摆脱巫教神学的束缚，为了与巫教神学进行有力的战争，为了使长期积累下来的医疗实践经验能够系统化，就在这种哲学思想的指导下，就用这种我国古代唯物论的认识论和我国古代辩证法的方法论，把我国古代的医疗经验加以总结，加以系统，使之上升至理论阶层，建立了祖国医学的理论体系，冲破了天命鬼神的宗教迷信观念，写出了一部伟大的医学巨著——《黄帝内经》，给祖国医学的不断发展奠定了可靠基础。

我们知道：在《黄帝内经》里，广泛地存在着这种哲学思想的反映。《黄帝内经》用这种哲学作为自己的思想指导，以论述医学上的问题。它提出了“精”是构成人体的基本物质。它说：“人始生，先成精”[27]又说：“故生之来谓之精”[28]“夫精者，身之本也”[29]。这种“精”，也是生成人体各部组织的本源，而普遍存在于人体的各部组织之中。在人体不断生长发展而人体各部组织不断进行活动的过程中，这种精就不断地在消耗，也同时在不断地摄取饮食水谷之精进行对人体中精气的补充。因为“人之生”，没有精气的存在是不能设想的，而人体各部组织进行活动促成人体生长发展的过程中，又必有赖于对精气的“用其新，弃其陈”，使其“日新”。这个精气的“用新弃陈”的过程，就是人体各部组织的功能活动促使人体生长发展的过程，而阴阳五行的运动则贯串于这个过程的始终。在人体各部组织中，都存在着阴阳五行的内容，阴阳五行是促进人体发展变化的动力。《黄帝内经》说：“人生有形，不离阴阳”[30]“夫言人之阴阳，则外为阳，内为阴。言人身之阴阳，则背为阳，腹为阴。言人身之藏府中阴阳，则藏者为阴，府者为阳，肝、心、脾、肺、肾五藏皆为阴，胆、胃、大肠、小肠、膀胱、三焦六府皆为阳。所以欲知阴中之阴、阳中之阳者，何也？……故背为阳，阳中之阳，心也；背为阳，阳中之阴，肺也；腹为阴，阴中之阴，肾也；腹为阴，阴中之阳，肝也；腹为阴，阴中之至阴，脾也，此皆阴阳表里内外雌雄相输应也”[31]“阴阳者，数之可十，推之可百，数之可千，推之可万，万之大不可胜数，然其要一也”[32]“阴阳者，天地之道也，万物之纲纪，变化之父母，生杀之本始，神明之府也。治病必求于本”[33]“阴平阳秘，精神乃治。阴阳离决，精气乃绝”[34]“五行者，金、木、水、火、土也，更贵更贱，以知死生，以决成败，而定五藏之气，间甚之时，死生之期也”[35]“木得金而伐，火得水而灭，土得木而达，金得火而缺，水得土而绝。万物尽然，不可胜竭”[36]。这正说明了阴阳五行运动普遍存在于祖国医学的一切事物之中，并贯串于祖国医学一切事物发展过程的始终。

对待祖国医学必须用辩证唯物主义观点

从上所述，表明了祖国医学的理论是在和巫教神学天命鬼神的宗教迷信思想作尖锐的斗争之中成长、发展、创造出来的。它具有长期的医疗实践基础。它是唯物的，是用我国古代朴素的辨证法的思想观点在对祖国医学的内容进行论述。它阐述了祖国医学领域里的一切事物都是“变动不居”的，都是在不断运动、不断发展、不断变化的，如在临床治疗过程中就是“辩证施治”地“病万变药亦万变”。因而，在对待祖国医学的学术理论上，形而上学者是无法理解的，机械唯物论者也是无法理解，只有辩证唯物主义者才能对它真正理解。所以在继承和发扬祖国医学遗产的事业上，离开了辩证唯物主义的观点是不行的。然而，由于祖国医学理论产生于我国古代，受着当时历史条件的限制，它的唯物论观点和辩证法思想只是朴素的、原始的、不完全的和不彻底的，甚至还杂有一些不纯的东西，必须用辩证唯物主义的观点，一分为二的观点来对待它。只要具有了辩证唯物主义的立场、观点和方法，而且愿意运用这个辩证唯物主义的立场、观点和方法来认识祖国医学，则对于掌握和整理祖国医学就不困难了，而且还会是很容易的。因为辩证唯物主义是打开祖国医学宝库不可缺少的武器，也是打开祖国医学宝库唯一有效的武器。如果不以这个武器来武装自己的头脑，在继承和发扬祖国医学遗产的道路上就会是无法前进一步的。而且过去的事实已经证明：排斥了辩证唯物主义的立场、观点和方法来整理祖国医学遗产就是吃力不讨好，甚至还走到错误的道路上去了。

注：

①《社会发展史讲授提纲》第 3 页，艾思奇著，人民出版社 1950 年 10 月版。

②《毛泽东选集》普及版第一卷第 271 页，人民出版社 1957 年 4 月重印本。

③《社会发展史讲授提纲》第 5 页引，艾思奇著，人民出版社 1950 年 10 月版。

④《反杜林论》第 117 页，恩格斯著，人民出版社 1956 年 2 月新 1 版。

⑤《山海经·海内西经第十一》，郭氏传本，商务印书馆据上海涵芬楼借江安傅氏双鑑楼藏明成化戊子刊本印四部丛刊本。

⑥《山海经·大荒西经第十六》，郭氏传本，商务印书馆据上海涵芬楼借江安傅氏双鑑楼藏明成化戊子刊本印四部丛刊本。

⑦《周易·系辞下第八》，晋·王弼注本，商务印书馆据上海涵芬楼景印宋刊本印四部丛刊本。

⑧同上

⑨《周易·说卦第九》，晋·王弼注本，商务印书馆据上海涵芬楼景印宋刊本印四部丛刊本。

⑩《周易·系辞上第七》，晋·王弼注本，商务印书馆据上海涵芬楼景印宋刊本印四部丛刊本。

⑪《管子·四时第四十》，唐·房玄龄注本，商务印书馆据上海涵芬楼借常熟瞿氏铁琹铜剑楼藏宋刊本景印本印四部丛刊本。

⑫《管子·乘马第五》，唐·房玄龄注本，商务印书馆据上海涵芬楼借常熟瞿氏铁琹铜剑楼藏宋刊本景印本印四部丛刊本。

⑬《管子·五行第四十》，唐·房玄龄注本，商务印书馆据上海涵芬楼借常熟瞿氏铁琹铜剑楼藏宋刊本景印本印四部丛刊本。

⑭《吕氏春秋·孟春纪·贵公》，秦·吕不韦撰，商务印书馆据上海涵芬楼藏明宋邦乂等刊本印四部丛刊本。

⑮《吕氏春秋·仲夏纪·大乐》，秦·吕不韦撰，商务印书馆据上海涵芬楼藏明宋邦乂等刊本印四部丛刊本。

⑯《老子道德经·道化第四十二》，汉·河上公章句本，商务印书馆据上海涵芬楼借常熟瞿氏铁琹铜剑楼藏宋刊本景印本印四部丛刊本。

⑰《周易·序卦第十》，晋·王弼注本，商务印书馆据上海涵芬楼景印宋刊本印四部丛刊本。

⑱《尚书·洪范第六》，孔氏传本，商务印书馆据上海涵芬楼借吴兴刘氏家业堂藏宋刊本景印四部丛刊本。

⑲《国语·郑语第十六》，韦氏解本，商务印书馆据上海涵芬楼借

杭州叶氏藏明金李刊本景印本印四部丛刊本。

⑳《吕氏春秋·有始览·名类》，秦·吕不韦撰，商务印书馆据上海涵芬楼藏明宋邦乂等刊本印四部丛刊本。

㉑《国语·郑语第十六》，韦氏解本，商务印书馆据上海涵芬楼借杭州叶氏藏明金李刊本景印本印四部丛刊本。

㉒《管子·内业第四十九》，唐·房玄龄注本，商务印书馆据上海涵芬楼借常熟瞿氏铁琹铜剑楼藏宋刊本景印本印四部丛刊本。

㉓同上。

㉔同上。

㉕《吕氏春秋·季春纪·尽数》，秦·吕不韦撰，商务印书馆据涵芬楼藏明宋邦乂等刊本印四部丛刊本。

㉖《吕氏春秋·季春纪·先已》，秦·吕不韦撰，商务印书馆据涵芬楼藏明宋邦乂等刊本印四部丛刊本。

㉗《灵枢·经脉第十》，撰人不详，人民卫生出版社 1956 年 3 月据赵府居敬堂刊本加句影印本。

㉘《灵枢·本神第八》，撰人不详，人民卫生出版社 1956 年 3 月据赵府居敬堂刊本加句影印本。

㉙《素问·金匮真言论第四》，唐·王冰次注本，光绪甲申年孟秋京口文成堂摹刻宋本。

㉚《素问·宝命全形论第二十五》，唐·王冰次注本，光绪甲申年孟秋京口文成堂摹刻宋本。

㉛《素问·金匮真言论第四》，唐·王冰次注本，光绪甲申年孟秋京口文成堂摹刻宋本。

㉜《素问·阴阳离合论第六》，唐·王冰次注本，光绪甲申年孟秋京口文成堂摹刻宋本。

㉝《素问·阴阳应象大论第五》，唐·王冰次注本，光绪甲申年孟秋京口文成堂摹刻宋本。

㉞《素问·生气通天论第三》，唐·王冰次注本，光绪甲申年孟秋京口文成堂摹刻宋本。

㉟《素问·藏气法时论第二十二》，唐·王冰次注本，光绪甲申年

孟秋京口文成堂摹刻宋本。

㊱《素问·宝命全形论第二十五》，唐·王冰次注本，光绪甲申年孟秋京口文成堂摹刻宋本。

（1965年6月写于湖北中医学院内经教研组）

（在8月份对本文写了一个修正稿，删去了绝大部分引文，文字也作了修改）

《黄帝内经》形成的探讨（修正稿）（祖国医学理论体系形成的探讨）

《黄帝内经》一书，是我国现存的一部最早的医学古典著作。它以五藏六府为理论核心，以阴阳五行为思想指导，比较详细地论述了祖国医学有关人体生理、解剖、病理、病因、发病、诊断、治法和预防等方面的知识，有着比较系统而完整的理论体系。这个理论体系，具有着东方的特色，具有着辩证法的思想。现在本文试以历史唯物论的观点，就这个理论体系的形成加以探讨。

医药起源于劳动

按照马克思主义的历史唯物论的观点："人和禽兽不同的第一个根本的分界线，就在于劳动，就在于生产"[①]，因此，"人类的生产活动是最基本的实践活动，是决定其他一切活动的东西"[②]。我们的祖先自从转化到人类，就有了医疗的活动，而他们的医疗活动，是建立在他们的生产活动的基础之上的，是依据他们的生产活动而进行的。

恩格斯说："当我们的祖先的两手，经过长期的改造与练习，而学会了制造刀石和类似极简单的工具的时候，猿转化为人的一个决定性步骤便完成了"[③]。这说明了人的生活，是从学会制造工具进行劳动生产而开始的。在这个人类社会的太古时期里，人们共同制造和使用着粗石器到精制石器的工具（还有木制、骨制的工具），以生产物质生活资料为目的进行采集渔猎到畜牧种植的活动。起初由于生产工具的原始，能获得的食物是很少的，经常受到饥饿的威胁，人们在饥不择食的情况下，见到什么吃什么，偶然吃到大黄而泻下，吃到麻黄而汗出，吃到藜芦而呕吐，吃到车前而尿多，并且吃到大黄泻下而腹胀减轻，吃到藜芦呕吐而胸闷消失，这样无意识地经过了若干万年的无数次的实践经验的积累，后来逐渐地意识到了这种现象，并有意识地把它用于医疗以消除人体的不和，这就发明了原始的古代医药。

人们在运用石器工具进行物质生活资料的生产活动中，常无意中被石器撞击到身体的某些部位而消失了某些疾病，如撞击到合谷部而齿痛告愈，撞击到列缺部而头痛遂已，在这样的长期生活实践中经过了不知若干万次之后，被人们所意识所发现并把它加以利用，就创造了我国古代的“针砭疗法”，所以《说文解字・石部》说：“砭，以石刺病也”。它并随着生产工具的不断改进，继而又有了骨针、竹针的运用（到后来又发展到金属针，成为我们现在的“针疗法”）。

恩格斯说：“在人类历史的发轫期，发现了如何把机械的运动转成为热、摩擦生火”[④]。古人在发明了火并利用火热取暖和烧烤食物以及保存火种的过程中，被火烧伤的事情是会常有的。由于人体某一部位的偶然烧伤，竟消除了人体的某一疾病，如烧伤了足三里的部位而腹泻停止，它和“针砭疗法”一样，在经过若干万次以后，被人们所意识所发现并把它加以利用，这就发明了“温灸疗法”。在发明这个温灸疗法的当时，是直接用火在人体皮肤上进行而不间隔蒜片或姜片的（隔蒜灸、隔姜灸等，都是后来的事情），也不间隔其他任何东西。这种方法，至今在某种情况下依然使用着，现在叫它“瘢痕灸”。

另外，人们在与毒蛇猛兽的斗争和部落之间的相互战争中，常会有许多外伤，因此，用泥土、树叶、口涎等掩敷伤口的外治方法就有可能产生。现在在一些穷乡僻壤的大山区里还可看到这种原始疗法的痕迹。

巫的产生及其和医药的关系

在上述的这个太古时期里，由于生产力的低下，人们的知识未能发达，对自然斗争软弱无能，因而对人的分娩、疾病、梦魇、死亡等现象，和对其他的一些复杂的自然现象如风、雷、雨、冻、旱等等一样都无法解释，于是就认为世界之外另有一种“神灵”在发生作用。有了疾病就认为是鬼神在作怪，还用祈祷的办法企图请求“神灵”护佑和帮助，以消除其疾病的折磨。后来由于生产力的提高，便逐渐地产生了专门从事祷祝一类的“巫师”。

根据古代文献记载：“开明东，有巫彭、巫抵、巫阳、巫履、巫凡、巫相夹窫窳之尸，皆操不死之药以距之”[⑤]，“大荒之中，有山名曰豐沮玉门，日月所入，有灵山巫咸、巫即、巫肦、巫彭、巫姑、巫真、巫礼、巫抵、巫谢、巫羅十巫从此升降，百药爰在”[⑥]。是巫掌握了一定的民间医药经验，而以能和鬼神相通的姿态用祈祷的形式来给人治病，使原始的医疗活动披上了一层神秘的外衣，到殷商之际，更是被巫教的神学所笼罩。但是，经验医学的本身仍然保留着，并且在和巫祝的激烈斗争中一代一代地于实践中向下传递和向前发展。

我国古代唯物主义哲学思想的产生

我国社会进入到了周秦时代，由于社会生产力的不断发展，使各种自然科学如天文、历法、数学、医学等都取得了相当水平的成就，这就给唯物主义思想体系的形成具备了必要条件和科学根据，产生了朴素的唯物主义哲学，而这个朴素的唯物主义哲学的产生，又推动了当时的自然科学的发展。祖国医学当时就是在这种哲学思想指导下，把以前的医疗实践经验加以总结而发展起来的。

众所周知，在周秦时代，我国的一些古代唯物主义哲学家，从唯物主义的立场出发，在探讨天地万物构成的本源的过程中，为了打破西周以来的天命鬼神等宗教迷信观念，提出了很多唯物主义的解说。有的用阴阳两种气来解释一切自然现象的生成和变化；有的认为世界万物是水、火、木、金、土等五种元素所构成；有的提出了精气是构成世界万物的基本物质。如：

1. 阴阳说：阴阳学派通过长期的生产实践和社会实践，认为自然界也与人和动物一样，是由两性（阴阳）产生的。它以“进取诸身，远取诸物”[⑦]的比类方法，从男女两性的差别，论及到人类以外的昼夜、寒暑、牝牡、生死等等自然现象和社会现象，并从复杂的自然现象和社会现象中抽象出阴阳两个基本范畴。所谓“阳”，是代表积极、进取、刚强、阳性等特性和具有这些特性的事物；所谓“阴”，是代表消极、退守、柔弱、阴性等特性和具有这些特性的事物，而世界万物就是在两种对抗性的物质势力——阴阳的运动推移之下孳生着、发展着的，所以他们说：“男女构精，万物化生……”[⑧]“凡人物者，阴阳之化也”[⑨]“阴阳者，天地之大理也”[⑩]。

阴阳学派首而肯定了世界是物质的，“盈天地之间者，唯万物”[⑪]，继而把千变万化复杂纷纭的事物抽象概括为阴阳一对基本原则。它探索了事物发展的内在原因，阐明世界万物都在对立统一矛盾之中，受着阴阳总规律的制约。并由于对立统一的矛盾运动的推动，一切事物都在不断地发生变化、向前发展，而且发展到一定程度的时候，即向自己的对立方面进行转化。这种对世界万物生长变化过程的认识，反映了我国古代的唯物论观点和辩证法思想。

2. 五行说：水、火、木、金、土等五行，是人们日常生活中常见的和不可缺少的五种物质形态。五行学派在长期的生产实践中，在当时农牧业、手工业生产技术知识及其对水、火、木、金、土这五种物质性质比较深入观察和了解的基础上，逐渐地形成了“五行”观念。他们从生活生产实践中认识到，世界上凡是单一东西都是不能发展变化的，“声一无听，物一无文，味一无果，物一不讲”[⑫]，因而在反对万物为神改造的那种陈腐观念而又不满足于“阴阳”和单一的“水”等新观念，还要对事物更加分析入微，更加具体化一些的情况下，就用这五种为当时人们所常见而又不可缺少的物质形态，来概括客观物质世界的种种复杂现象，提出了水、火、木、金、土这五种最基本的物质是构成世界万物不可缺少的元素，所以他们说：“先王以土、与金、木、水、火杂，以成百物”[⑬]，他们阐明了世界万物都是由不同的“他”物和合变化而来，都是不同性质和作用的水、火、木、金、土五种物质所构成，且这五种物质的不同性质和作用的相互影响也是促成世界万物变化发展的动力，同时这种事物的变化发展，又是按着这五种物质的不同性质和作用的相互关系的规律在向前进行。这种我国古代的五行学说，和上述的阴阳学说一样，既反映了我国古代唯物主义的世界观，也反映了我国古代朴素的辩证法思想。

3. 精气说：精气学派通过长期的生活生产实践的观察，尤甚是当时医学科学发展的观察，认为世界一切物质都是“精气”所产生，从而提出了精气是世界万物生成之本源的唯物主义观点。他们说：“精气之集也，必有入也，集于羽鸟与，为飞扬；集于走兽与，为流行；集于珠玉与，为精朗（当作“良”）；集于树木与，为茂长；集于圣人与，为敻明。”[14]精气学派创造了这个具有流动性质的微小物质的精气为世界万物生成的本源的学说，比起用某些特殊性质的物质来说明所有的东西更加前进了一步。这一学说更有利于说明世界万物的物质起源方面有它优越的地方，所以后来的许多唯物主义哲学家都 继承了这一说法。

我国古代哲学和祖国医学的关系

从我国的丰富文献记载里，我们可以看到，我国古代的阴阳学说和五行学说，到后来在邹衍的哲学思想者合家了，而阴阳五行学说和精气学说迨至吕不韦的哲学思想问世又被统一在一起。我国古代的这种哲学思想，影响着我国古代自然科学的发展。祖国医学理论体系就是在这种哲学思想影响下形成的。我国古代医学家，为了摆脱巫教神学的束缚，为了与巫教神学进行有力的战争，为了使长期积累下来的医疗实践经验能够系统化，就在这种哲学思想的指导下，就用这种我国古代的唯物论的认识论和我国古代辩证法的方法论，把我国古代散在的零碎的医疗经验知识集中起来，加以总结，加以系统，使之上升至理论阶段，建立了祖国医学的理论体系，冲破了天命鬼神的宗教迷信观念，写出了一部伟大的医学巨著——《黄帝内经》，给祖国医学的不断发展奠定了可靠基础。

我们知道：在《黄帝内经》里，广泛地存在着这种哲学思想的反映。《黄帝内经》用这种哲学作为自己的思想指导，以论述医学上的问题。它提出了“精”是构成人体的基本物质。它说：“夫精者，身之本也"[15]。这种"精"，也是生成人体各部组织的本源，而普遍存在于人体的各部组织之中。在人体不断生长发展而人体各部组织不断进行活动的过程中，这种精就不断地在消耗，也同时在不断地摄取饮食水谷之精进行对人体中精气的补充。因为"人之生"，没有精气的存在是不能设想的，而人体各部组织进行活动促成人体生长发展的过程中，又必须有赖于对精气的"用其新，弃其陈"，使其"日新"[16]。这个精气的"用新弃陈"的过程，就是人体各部组织的功能活动促使人体生长发展的过程，而阴阳五行的运动则贯串于这个过程的始终。在人体各部组织中，都存在着阴阳五行的内容。阴阳五行是促进人体发展变化的动力。阴阳五行运动普遍存在于祖国医学的一切事物之中，并贯串于祖国医学一切事物发展过程的始终。

对待祖国医学必须用辩证唯物主义观点

从上所述，表明了祖国医学的理论是在和巫教神学天命鬼神的宗教迷信思想作尖锐的斗争之中成长、发展、创造出来的。它具有长期的医疗实践基础，它是唯物的，是用我国古代朴素的辩证法的思想观点在对祖国医学的内容进行论述。它阐述了祖国医学领域里的一切事物都是"变动不居"的，都是在不断运动、不断发展、不断变化的，如在临床治疗过程中就是"辨证施治"地"病万变药亦万变"。因而，在对待祖国医学的理论上，形而上学者是无法理解的，机械唯物论者也是无法理解，只有辩证唯物主义者才能对它真正理解。所以在继承和发扬祖国医学遗产的事业上，离开了辩证唯物主义的观点是不行的。且由于祖国医学产生于我国古代，受着当时历史条件的限制，它的唯物论观点和辩证法思想只是朴素的、原始的、不完全的和不彻底的，甚至还杂有一些不纯的东西，也必须用辩证唯物主义的观点、一分为二的观点来对待它。辩证唯物主义是打开祖国医学宝库的锐利武器，是打开祖国医学宝库唯一有效的武器，在继承和发扬祖国医学遗产的道路上，如果不以这个武器来武装自己的头脑是无法前进一步的。过去的事实已经证明：排斥了辩证唯物主义的立场、观点和方法来整理祖国医学遗产的就是吃力不讨好，甚至还走到错误的道路上去了。

注：

①《社会发展史讲授提纲》第 7 页，艾思奇著，人民出版社 1950 年 10 月版。

②《毛泽东选集》普及版第一卷第 271 页，人民出版社 1957 年 4 月重印本。

③《社会发展史讲授提纲》第 5 页引，艾思奇著，人民出版社 1950 年 10 月版。

④《反杜林论》第 117 页，恩格斯著，人民出版社 1956 年 2 月新 1 版。

⑤《山海经·海内西经第十一》，郭氏传本，商务印书馆据上海涵芬楼借江安傅氏双鑑楼藏明成化戊子刊本印四部丛刊本。

⑥《山海经·大荒西经第十六》，郭氏传本，商务印书馆据上海涵芬楼借江安傅氏双鑑楼藏明成化戊子刊本印四部丛刊本。

⑦《周易·系辞下第八》，晋·王弼注本，商务印书馆据上海涵芬楼景印宋刊本印四部丛刊本。

⑧同上

⑨《吕氏春秋·恃君览·知分》，秦·吕不韦撰，商务印书馆据涵芬楼藏明宋邦乂等刊本印四部丛刊本。

⑩《管子·四时第四十》，唐·房玄龄注本，商务印书馆据上海涵芬楼借常熟瞿氏铁琹铜剑楼藏宋刊本景印本印四部丛刊本。

⑪《周易·序卦第十》，晋·王弼注本，商务印书馆据上海涵芬楼景印宋刊本印四部丛刊本。

⑫《国语·郑语第十六》，韦氏解本，商务印书馆据上海涵芬楼借杭州叶氏藏明金李刊本景印本印四部丛刊本。

⑬同上。

⑭《吕氏春秋·季春纪·尽数》，秦·吕不韦撰，商务印书馆据涵芬楼藏明宋邦乂等刊本印四部丛刊本。

⑮《素问·金匮真言论第四》，唐·王冰次注本，光绪甲申年孟秋京口文成堂摹刻宋本。

⑯《吕氏春秋·季春纪·先已》，秦·吕不韦撰，商务印书馆据涵芬楼藏明宋邦乂等刊本印四部丛刊本。

（1965 年 8 月写于湖北中医学院内经教研组）

五行学说形成史

我在探讨祖国医学理论体系形成的过程中，得到了两个新收获：一个是五行学说形成史，另一个是《黄帝内经》一书的成书时间和成书地点。现在这里且先写出《五行学说形成史》之文，对于有关《黄帝内经》一书的成书时间和成书地点则俟日后暇时再写。

五行学说，是我国古代唯物主义哲学的一个派别的学说。它是在我国古代农牧业、手工业发展的情况下逐步形成和发展起来的。在起初，在春秋时代，人们在探讨世界万物起源的问题上，反对了西周以来的天命鬼神宗教迷信的那种陈腐观念，提出了物质的“水”为生成世界万物的本源。《管子・水地》说：“……是以水者，万物之准也，诸生之淡也，违非得失之质也，是以无不满无不居也，集于天地而藏于万物，产于金石，集于诸生，故曰水神。集于草木，根得其度，草得其数，实得其量；鸟兽得之，形体肥大，羽毛丰茂，文理明著。万物莫不尽其几……故曰水者何也，万物之本原也，诸生之宗室也，美恶贤不肖愚俊之者产也”。这就给万物起源作了唯物主义的解释。

这里只是提出了“水”这个单一物质作为世界万物生成的本源。随着生活生产的实践，人们逐渐认识到一切孤立的单一东西都是不能变化发展的，《国语・郑语》说：“声一无听，物一无文，味一无果，物一不讲”，因而他们在水的基础上，又提出了日常生活中不可缺少的“水”“火”“木”“金”“土”这五种不同性能的物质形态为生成世界万物的本源，《国语・郑语》所载：“先王以土，与金、木、水、火杂，以成百物”之文，正说明了这一点。

我们知道：人们对于客观事物的认识，总是由低级到高级，由简单到复杂，由一个方面到更多的方面，由片面到全面。古人在探讨万物起源的过程中，从单一的水进而发展到水、火、木、金、土五者的杂合是很自然的。《尚书·洪范》中所列五行的次序："一曰水，二曰火，三曰木，四曰金，五曰土"，固然是先叙饮食生活的急需，次叙劳动兴作的工具，再次叙生产万物的基础；同时我认为，其中亦或有水、火、木、金、土五者杂合产生万物的观点是从单一的水产生万物的观点发展而来的认识在内。

这是我国古代的一种朴素的唯物主义的认识论。

大概在战国时期，最早亦不当超过春秋末期，人们把每种事物分之为五，如颜色、方位等等，都引而为水、火、木、金、土五类，初无相生相胜之说，直到后来，人们在日常生活中发现了：有水湿的地方可以生出草木来，树木燃烧即有火，火后剩余的为灰土，金是在土中生成的，而金潮润后附有水湿；同时又发现金物可以砍伐树木，草木钻出而土裂，土可遏止水流，水可灭火，火可熔金。这些现象不断地反映到人们脑子里，经过一段时期以后，就在人们脑子里形成了一种水、火、木、金、土的五行相生相胜（相克）观念。这里，五行相生观念的产生，可能稍早于五行相胜观念。然五行相生之说，《十批判书》认为是子思之学，恐未必然；而五行相胜之说，《墨经校诠》疑初亦日者所倡，邹衍推而广之"，恐亦为未确。然而五行相生相胜用于解释万事万物的相互关系，则五行相生可能是首先用在一年四时的变迁上面，五行相胜可能是首先用在历代帝王的兴替上面而为邹衍的"五德终始"论。

就在这时候的稍后不久，另一派人则认为五行相胜不是绝对的，而是有着一定的条件在起着作用，没有一定的条件任何一"行"都是不能相胜的。于是他们对"五行相胜"说的绝对性，提出了"不然"或者说是"反驳"的意见，《孙子·灵实》说："五行无常胜"，《墨子·经下》说："五行毋（无）常胜，说在宜（多）"。这里说明了五行相胜的某一行之胜某一行，是由于某一行之多于某一行，只有某一行"多"，才能对另一行相胜，所以汉代著作《淮南子·说林训》中说："金胜木者，非以一刀残林也；土胜水者，非以一璞塞江也"。

《墨子·经说下》说："五：合（金）、水、土、火、火为（木）。

离（衍文）然（燃）火铄金，火多也。金靡（灭）炭，金多也”。是火可胜金，金亦可胜火，可见五行是没有常胜的。这里出现了祖国医学中所谓的“五行反侮”观点。到后来，到了战国末期，又出现了水、火、木、金、土五者都可相互干犯其他任何一“行”，《吕氏春秋》的“十二纪”中所载一年四时的每一时都有可能行其他任何一时之令，就是其义，尤其到汉代《春华秋实繁露·治乱五行》中所载之文，更是直接而突出地表达了这种观点。

水、火、木、金、土的五行学说，在初期，既然被认为是生成世界万物的本源，那末，当它后来发展到有“相生”“相胜”的思想内容的时候，被用以解释世界万物的相互依赖、相互制约和相互促进的关系就成为很自然的事情了。因而，它也就从我国古代唯物论转而又为我国古代辩证法的方法论。

五行学说的辩证法思想，阐明了客观事物的普遍联系性，阐明了客观事物都是相互联系而且还都是不断发展的。它有力地打击了形而上学的静止观点。因而，它在我国古代的哲学史上曾经起到过一定的积极的作用。但是，由于当时历史条件的限制，它的产生是一种自发的性质，这种先天不足的缺陷就规定了它的思想内容不可能完全合乎客观世界的规律。我们知道，它首先就带有一种严重的循环论倾向。它把世界万事万物的相互关系，都用这五种不同性能的水、火、木、金、土的相生相胜关系的公式去套上，有一些东西固然被它天才地猜对了，套好了，但是另外有一些东西则被它套得十分荒谬。

（1965 年 9 月写于湖北中医学院内经教研组）

祖国医学阴阳学说实质的探讨

在古代，由于客观世界的辩证法运动，反映到古人的脑子里，使古人产生了辩证法思想，从而创造了“阴阳学说”。《管子·四时》说：“阴阳者，天地之大理也”，《吕氏春秋·恃君览·知分》说：“凡人物者，阴阳之化也”。是阴阳学说，为客观世界的万事万物发展变化的运动规律，为我国古代朴素的辩证法思想。它在祖国医学里，有着丰富的科学内容，促进了祖国医学的发展，但由于它的辩证法思想的不完全性，也给祖国医学的发展带来了不利条件。现在本文试以历史唯物主义的立场、观点和方法，来对祖国医学阴阳学说的实质加以探讨。

一、阴阳是事物对立的两个方面

阴阳学说揭露，在祖国医学里，任何事物都具有对立的两个方面，都有阴阳的存在，没有阴阳的事物实际上是不存在的。阴阳就是事物的两个对立方面，如：天与地、日与月、昼与夜、明与晦、上与下、表与里、升与降、出与入、去与来、迟与速、进与退、动与静、生与杀、成与败、火与水、热与寒、清与浊、实与虚、补与泻、奇与偶、刚与柔、男与女、府与藏、气与血、卫与荣、正与邪，等等，等等。《素问·六节藏象论》说：“天为阳，地为阴，日为阳，月为阴”、《素问·阴阳应象大论》说：“水为阴，火为阳”，《素问·经脉别论》说：“脉有阴阳……所谓阴阳者，去者为阴，至者为阳；静者为阴，动者为阳；迟者为阴，数者为阳”，《素问·金匮真言论》说：“夫言人之阴阳，则外为阳，内为阴；言人身之阴阳，则背为阳，腹为阴；言人身之藏府中阴阳，则藏者为阴，府者为阳，肝心脾肺肾五藏皆为阴，胆胃大肠小肠膀胱三焦六府皆为阳”等等，均是其例。

二、阴阳里面有阴阳

阴阳是任何事物都具有的对立的两个方面，而这对立的两个方面的任何一个方面之中，又都有其对立的两个方面，这就是阴阳里面还有阴阳。所以《素问·天元纪大论》说：“天有阴阳，地亦有阴阳……故阳中有阴，阴中有阳”，《灵枢·寿夭刚柔》说：“阴中有阴，阳中有阳……是故内有阴阳，外亦有阴阳。在内者，五藏为阴，六府为阳；在外者，筋骨为阴，皮肤为阳”，《素问·金匮真言论》说：“阴中有阴，阳中有阳。平旦至日中，天之阳，阳中之阳也；日中至黄昏，天之阳，阳中之阴也；合夜至鸡鸣，天之阴，阴中之阴也；鸡鸣至平旦，天之阴，阴中之阳也。故人亦应之……故背为阳，阳中之阳，心也；背为阳，阳中之阴，肺也；腹为阴，阴中之阴，肾也；腹为阴，阴中之阳，肝也；腹为阴，阴中之至阴，脾也”。

三、阴阳双方的相互依赖

阴阳学说指出：各种事物所具有的其对立的阴阳两个方面，既是互相对立，又是互相联系、互相依赖的。任何事物，只有阴没有阳是不行的，只有阳没有阴也是不行的，孤阴不生，独阳也是不长的，没有阴就没有阳，没有阳就没有阴。阴阳的两个方面，无论其任何一方，都是以其对立的方面作为自己的生存条件，都是依对方而存在，失去对方，自己也就化为乌有。双方总是相互依赖、相互为用的。所以《素问·阴阳应象大论》说：“阴在内，阳之守也；阳在外，阴之使也。”

四、阴阳普遍存在于一切事物之中

阴阳，普遍存在于祖国医学的一切事物之中，没有任何事物是不存在这个阴阳对立的两个方面的。藏府有阴阳，气血有阴阳，脉有阴阳，色有阴阳，生理方面有阴阳，病理方面有阴阳，诊法方面有阴阳，治法方面也有阴阳。总之，任何事物都具有阴阳，所以《素问·阴阳应象大论》中说“阴阳”是“万物之纲纪”。《素问·阴阳离合论》说：“阴阳者，数之可十，推之可百，数之可千，推之可万，万之大不可胜数，然其要一也”，这说明了阴阳散之却有千千万万的无数对阴阳，合之仍然只为一对阴阳。阴阳，是从万事万物中概括起来的一对矛盾，因此，它是普遍存在于一切事物之中的，一切事物，无不出入（阴阳），无不升降（阴阳），《素问·六徵旨大论》说：“升降（阴阳）出入（阴阳），无器不有”，正是说明着这点。

五、阴阳双方可以相互转化

事物对立的阴阳两个方面，互相联结着，不仅在一定的条件下相互为用，而且还在一定的条件下相互转化，二者互易其位置，各向自己对立的方面转化，阴转化为阳，阳转化为阴。《灵枢·终始》说：“阳病入为阴，阴病出为阳”，《灵枢·论疾诊尺》说：“四时之变，寒暑之胜，重阴必阳，重阳必阴，故阴主寒，阳主热，故寒甚则热，热甚则寒，故曰：寒生热，热生寒。此阴阳之变也”。这正是阐明事物对立的阴阳两个方面在一定的条件下是相互转化的。看来，这个条件，是指事物发展的“盛极”阶段。

六、阴阳运动是事物生长发展变化的动力

《素问·阴阳应象大论》说：“阴阳者，天地之道也，万物之纲纪，变化之父母，生杀之本始，神明之府也”，又说：“阴阳者，万物之能始也”。是阴阳为任何事物都具有的对立的两个方面，这对立的阴阳两个方面是促进事物生长发展变化的根本动力。事物有了阴阳，就不断生化，不断发展，不断前进。《素问·天元纪大论》说：“……曰阴曰阳，曰柔曰刚，幽显既位，寒暑弛张，生生化化，品物咸章”，宇宙只有具

有了阴阳的运动，才能够“生生化化”而使“品物咸章”。没有阴阳的运动，就没有事物的发展，同时，也就没有事物本身，所以《素问・气交变大论》说：“用之升降（阴阳），不能相无也”，《素问・六徵旨大论》说：“出入（阴阳）废，则神机化灭；升降（阴阳）息，则气立孤危。故非出入（阴阳），则无以生长壮老已；非升降（阴阳），则无以生长化收藏”。

七、阴阳双方的调和和斗争

在祖国医学里，阴阳学说认为，事物对立的阴阳两个方面，是和平安静的，二者协调的运动，维持着事物的正常，促成着事物的前进，《素问・生气通天论》说：“阴平阳秘，精神乃治”，《灵枢・五乱》说：“营卫相随，阴阳已和，清浊不相干，如是则顺之而治”等，正是说明着这个道理。只有在疾病发展过程中，邪正阴阳是相互斗争着的，《素问・痿论》所谓“阴阳上下交争”者，是也。这对邪正阴阳的相互间的斗争，是激烈的、彻底的，总是斗争到一方消灭了另一方时为止，不是你消灭我，就是我消灭你，从不妥协，从不中止。而这种邪正阴阳的激烈斗争，必导致人体阴阳的不相协调，而使人体阴阳陷入于失却平衡协调的偏盛偏衰状态；当然，某种邪正阴阳的相互斗争，也可能是由于人体阴阳失去相互协调关系所引起。在临床上，帮助正气、消灭邪气，解决阴阳的斗争而和调人体阴阳，或者和调人体阴阳而帮助正气、消灭邪气，以解决邪正阴阳的斗争，这是祖国医学治疗疾病的根本法则。所以《灵枢・五色》中提出“用阴和阳，用阳和阴”，《灵枢・终始》中更提出“阴盛而阳虚，先补其阳、后泻其阴而和之；阴虚而阳盛，先补其阴，后写其阳而和之”的办法，以求达到人体阴阳的和调，这正是《灵枢・邪客》中所谓“决渎壅塞，经络大通，阴阳和得者也”。

八、几点看法

综合以上所述，我们可以明白地看出下面几点：

1. 祖国医学的阴阳学说，是事物对立的两个方面，普遍存在于一切事物之中；这对立的阴阳两个方面，既相互对立，又相互依存，且在一定的条件下相互转化；阴阳的平衡协调运动，促成着事物的前进；在疾病过程中，邪正阴阳是相互斗争的。因此，阴阳学说是我国古代的朴素的辩证法思想。它里面有着丰富的科学内容，几千年来，推动了祖国医学的发展。它是一份宝贵的遗产，应当给以继承和发扬。

2. 祖国医学的阴阳学说，里面虽然有着丰富的辩证法思想，但是它却缺乏积极斗争的思想内容。本来它曾提出过在疾病过程中，邪正阴阳是相互斗争的，然而就它的本来意义看，这是坏事，这是不正常的（就医学保障人体健康来说，这是对的），而且这也只是一个事物（人体疾病）所特有，而在更多的事物里面，对立的阴阳两个方面是和平协调的。我们知道，客观事物在它的发展过程中，本来在一定的时间内，有处在暂时静止之中，或者说它的对立的两个方面是处在相对的平衡协调之中的，但是它内部的矛盾斗争却是绝对的。然而祖国医学的阴阳学说则认为，人体疾病中的邪正阴阳是有斗争的，而人体正气的各对阴阳则应该是长期调和的，人体健康五十年，阴阳就调和五十年，人体健康一百年，阴阳就调和一百年，反过来说，阴阳调和五十年，人体就健康五十年，阴阳调和一百年，人体就健康一百年，总之，人体的健康，是人体阴阳调和决定的。这就把事物阴阳两方面调和的相对性，夸大为绝对的调和，从而掩盖了事物的本质，暴露出它的辩证法的朴素性、原始性、不彻底性和不完全性。

3. 祖国医学的阴阳学说，是我国古代的一种辩证法思想，在祖国医学的发展上，曾经起过积极的作用。但是，由于它的原始性，由于它的辩证法思想的不彻底和不完全，给唯心主义留下一个方便的后门，使唯心主义得以钻进来阻碍着祖国医学的继续前进。《伤寒论·辨阴阳易差后劳复病证并治》治疗阴阳易病的烧裈散方中男人病用女人裈裆，女人病用男人裈裆；《温热经纬·方论》治疗烂喉时病的锡类散方中，男人病用女人指甲，女人病用男人指甲；《医学实在易·表证诸方》治疗盗汗自汗的外治法五倍子方中，男人病用女人口水，女人病用男人口水，等等，都是古人在阴阳调和的观念下，坐在那里想当然地臆造出来

"男病用女的，女病用男的"以调和人体阴阳的"巧妙"方法。

4. 社会的科学文化，是为社会的政治经济服务的。一定社会的政治经济，产生一定社会的科学文化。在我国古代医学典籍里，非常明显地反映了医学和政治的密切关系。《黄帝内经》的许多篇章，都是医政并论的。尤其《灵枢·通天》对"五态"之人的记载，更是表明祖国医学典籍里存在社会科学的内容。《汉书·艺文志》中谓方书"论病以及国，原诊以知政"，是有一定的事实根据的。

《灵枢·通天》说："阴阳和平之人，居处安静，无为惧惧，无为欣欣，婉然从物，或与不争，与时变化，尊则谦谦，谭而不治，是谓至治"，又说："阴阳和平之人，其阴阳之气和，血脉调"，又说："阴阳和平之人，其状委委然，随随然，颙颙然，愉愉然，暶暶然，豆豆然，众人皆曰君子。此阴阳和平之人也"。这里把人们处世态度的所谓"阴阳和平"和人体正气的阴阳和平衡而为一，而大力歌颂所谓"阴阳和平之人"的处世哲学或者说社会道德——"居处安静，无为惧惧，无为欣欣，婉然从物，或与不争，与时变化，尊则谦谦，谭而不治""其状委委然，随随然，颙颙然，愉愉然，暶暶然，豆豆然"，且谓"众人"皆称其曰"君子"，使人不能不怀疑到祖国医学里阴阳调和的论点，是我国古代阶级调和论在祖国医学上的反映。

本来在祖国医学著作里，有关掩盖阶级矛盾抹杀阶级斗争的东西并不是绝无仅有的，而是很多地方都存在，如《灵枢·九针十二原》说："余子万民，养百姓，而收其租税，余哀其不给而属有疾病，余欲勿使被毒药，无用砭石……"，《灵枢·师传》说："余愿闻而藏之，则而行之，上以治民，下以治身，使百姓无病，上下和亲，德泽下流……"（《素问·天元纪大论》所载之文略异），《素问·六元正纪大论》说："和其运，调其化，使上下合德，无相夺伦"等等，都是其例。

近人任应秋所写《阴阳五行·阴阳学说的基本规律·两体合一》中，把阴阳调和叫做"两体合一"，而提出两体合一是阴阳学说的核心，是事物变化的根源。它说："……这样无穷尽的对待，无穷尽的合一，实为认识阴阳的核心"，又说："对待遍于一切，而对待皆有其合一；没有合一便见不着对待，没有对待亦将见不着合一。一对待，一合一，正是变化的根源”。这不是杨献珍的“合二为一”论吗？这不是阶级调和论在祖国医学中的反映又是什么呢？因此，我们必须加强对马克思列宁主义的学习，加强对毛泽东思想的学习，提高思想，提高认识，运用现代辩证唯物主义和历史唯物主义的思想作指导，来对祖国医学的阴阳学说加以整理，从而推动祖国医学的发展。

（1966 年 3 月写于湖北中医学院内经教研组）

评我国古代的“五行学说”

伟大领袖毛主席告诉我们：“辩证法的宇宙观，不论在中国，在欧洲，在古代就产生了”。五行学说就是我国古代朴素的辩证法思想之一。它是用木、火、土、金、水这五种日常生活中常见的物质为基础，将世界万事万物归纳为五类；并以木、火、土、金、水这五者之间的相生、相克关系，阐明着世界万事万物的相互联系、相互制约和促进。在当时，它反对了孤立的静止的错误观点，起到过一定的进步作用，在一定程度上促进了人类认识的发展。但是，由于当时社会历史条件的限制，它的辩证法思想带着原始的自发的性质。它没有成为也不可能成为完备的辩证法思想。它在祖国医学上的应用，首先是将五行的木、火、土、金、水，以取象比类的方法，分别配属于五藏的肝、心、脾、肺、肾，从而联系着人身的五体、五官、五色……等。它的基本规律是：

一、相生：木生火，火生土，土生金，金生水，水生木；

二、相克：木克土，土克水，水克火，火克金，金克木。（其转过来相克，就叫“反侮”，如“土侮木”“木侮金”等）。毛主席在《矛盾论》这一篇伟大的光辉哲学著作中向我们指出：“古代的辩证法带着自发的朴素的性质，根据当时的社会历史条件，还不可能有完备的理论，因而不能完全解释宇宙，后来就被形而上学所代替”。五行学说的辩证法思想，由于它的朴素性和不彻底性，它不可能完全解释世界。它对世界的解释，只能是笼统的，粗糙的，很不清楚的，甚至是错误的。它把世界上万事万物的错综复杂情况都用五行生克的公式机械地去硬套，有些方面固然被它套对了，但在更多的方面则套得非常荒谬；它在说明事物的发展上，也是一种“团团转”发展的观点，表现出明显的循环论。斯大林同志教导我们说：认识事物，“不应把发展过程了解为循环式的运动，不应把它了解为过去事物的简单重复，而应把它了解为前进的运动，上升的运动，由旧质态进到新质态，由简单发展到复杂，由低级发展到高级的过程。”因为客观事物的发展所呈现的周期性，并不是一种单纯的循环运动，而是一个螺旋式的前进上升运动。五行学说的循环论观点把一切事物的发展看成是简单的周而复始，这就实质上又否认了事物的发展，回到了形而上学。因而它后来就被唯心主义所利用，阻碍了人类认识的前进，在医学上束缚了祖国医学的发展。我们必须用毛主席的哲学思想把它加以批判。

（1971 年 2 月写于湖北中医学院）

论祖国医学的“七情说”
——兼评“人体发病的七情内因论”

在祖国医学里，喜、怒、忧、思、悲、恐、惊这些精神活动，都叫做“情志”，由于其数有七，所以又称为“七情”。它是祖国医学理论体系中的一个重要组成部分。几千年来，它在指导祖国医学的临床实践、保障我国劳动人民身体健康方面，和祖国医学的其他理论部分一样，起到过巨大作用，虽然今后随着社会的发展它将逐渐失去在病因学上的地位，但在目前祖国医学的医疗实践中仍然有着一定的实用价值。因此，我们有必要用毛主席的哲学思想为指导，来对它加以切实的讨论，以便使它在医学上更好地发挥有益的作用。

情志在祖国医学里很早就有记载，在我国现存的一部最早的古典医籍——《黄帝内经》（包括《素问》《灵枢》两个部分）里就比较详细地论述了有关情志的产生及其与疾病的关系。《素问·阴阳应象大论》说：“人有五藏化五气，以生喜、怒、悲、忧、恐”。根据祖国医学的观点，大脑是从属于五藏的功能活动，实包括大脑的功能活动在内。心志喜，肾志恐，肺志悲，肝志怒惊，脾志忧思，而五藏又都统主于心。是心藏更集中地包括了大脑，喜、怒、忧、思、悲、恐、惊等一切情志表现都是心藏活动的反映。我们伟大革命导师毛主席在其新著《学习和时局》一文的第三部分里说孟子所谓的“心之官则思”是“对脑筋的作用下了正确的定义”，有力地证明了这一点。

“人心之动，物使之然也。”情志是大脑对于客观外界事物的反映。客观外界的不同事物作用于大脑产生出不同的情志。对于不同立场的人说来，客观外界的不同事物作用于大脑可以产生出同一的情志，而客观外界的同一事物作用于大脑又可以产生出不同的情志。然而不管怎样，在不同情志的产生过程中，人体的正气总有不同情况的改变，《素问·举痛论》说："怒则气上，喜则气缓，悲则气消，恐则气下……惊则气乱……思则气结"。我们知道，人体情志的产生，是人体对客观事物变化的适应。因此，在一般情况下，它不足以引起人体发生疾病的变化；在某种情况下，它还可以有助于人体战胜疾病、成为治愈疾病的条件。只有七情的急剧发生和持久存在，超过了人体适应客观事物变化需要的范围，才成为致病因素而导致人体发病，所以《素问·阴阳应象大论》说："暴怒伤阴，暴喜伤阳"，《灵枢·本神》说："心怵惕思虑则伤神，神伤则恐惧自失，破䐃脱肉""脾忧愁而不解则伤意，意伤则悗乱，四肢不举""肝悲哀动中则伤魂，魂伤则狂妄不精，令人阴缩而挛筋，两胁骨不举""肺喜乐无极则伤魄，魄伤则狂，狂者意不存，其人皮革焦""肾盛怒而不止则伤志，志伤则喜忘其前言，腰脊不可以俛仰屈伸""恐惧而不解则伤精，精伤则骨痠痿厥，精时自下"。

七情在祖国医学的病因学上过去占有重要的地位，宋代陈言《三因极一病证方论》把它列为病因的三大类之一。风、寒、暑、湿、燥、火等六淫为外因，喜、怒、忧、思、悲、恐、惊等七情为内因，饮食饥饱、叫呼伤气以及虎狼、毒虫、金创、压、溺等为不内外因。这种病因的分类，一直沿用了八百年至于现在。当然，这种分类的方法，是不够完全科学的。

列宁说："唯物主义认为自然界是第一性的，精神是第二性的"（见《唯物主义和经验批判主义》第 88 页）。七情是大脑对客观世界的反映，是在物质的基础上产生的，是物质派生出来的东西。因此，就七情本身的发生过程而言，七情就只是事物变化的"结果"而不是事物变化的"原因"。没有客观事物作用于人体的大脑，是不会有七情产生的。

恩格斯说："原因和结果经常交换位置；在此时或此地是结果，在彼时或彼地就成了原因……"（见《反杜林论》第 20 页）。七情固然是客观事物作用于人体大脑的"结果"，但它在作为人体致病因素、引起人体发病说来，它就转化成为了事物变化的"原因"；并且由于古人认为七情为病是从人体内部发生的，和六淫外邪侵袭人体引起发病不同，把它列为了“内因”。然而，它在人体发病过程中对着人体正气而言，它就应当是一种“外因”，因为第一它是客观世界的反映，第二它是通过人体内部的正气发生作用才导致人体发病的。

毛主席在《矛盾论》一文里教导我们说：“我们承认总的历史发展中是物质的东西决定精神的东西，是社会的存在决定社会的意识；但是同时又承认而且必须承认精神的东西的反作用，社会意识对于社会存在的反作用……”。七情是在客观物质的基础上产生的，它又可以转过来作用于客观物质，影响客观物质发生变化，它在一定条件下可以造成人体发生病变，在另外的一定条件下又可以成为治疗方法，帮助人体战胜疾病，恢复健康。这就是祖国医学七情说的全部内容。至于《黄帝内经》里所载关于以“五行相胜”的思想论述利用七情相互关系治疗的内容，如“悲胜怒”“恐胜喜”“怒胜思”“喜胜忧”“思胜恐”等，完全是脱离实际、脱离社会的唯心论观点，我在1966年4月所写《对中医学院试用教材重订本〈内经讲义〉的几点意见》一文里已作了比较详细的批判，这里不再赘述。

近来有人根据哲学上事物变化的内外因学说，把七情作为人体发病这个事物变化的内因，这是值得商讨的。我们认为，这种人体发病学上的七情内因论，是一种错误的观点。它把七情这些精神活动看成了人体主观自生的东西，是一种荒诞无稽的唯心主义的谬论，是对唯物辩证法的严重歪曲。

众所周知，客观世界一切事物的变化，都有内、外两个方面的因素在活动。人体发病这个事物的变化也不例外。毛主席在《矛盾论》这一篇光辉著作里教导我们说：“唯物辩证法认为外因是变化的条件，内因是变化的根据，外因通过内因而起作用”。在人体发病过程中，首先都是由于人体内在的正气失常，外在的致病因素才有可能侵入人体导致发病，只有人体的“血气不和”，才“百病乃变化而生”（见《素问·调经论》）。如果人体内在的正气旺盛，血气运行正常，外在的任何邪气都是无论如何也无法侵袭人体的。据此，我们可以明了人体正气才是人体发病过程中起着主导的决定作用的内因。《素问·评热病论》说：

“邪之所凑，其气必虚”，《素问·补刺法论》说：“正气存内，邪不可干”，都清楚地阐明了这一问题。

既然人体发病，具有内、外两个方面的因素在活动，而且内因起着主导的决定的作用，那么，如果把七情作为人体发病这个事物变化的内因，那就势必是六淫伤人也要通过七情才能发生作用。然而事实上并不如此。祖国医学几千年的医疗实践证明，六淫伤人不需要通过七情，只要在人体正气失常情况下，它就会发生作用引起疾病，有七情存在它也使人发病，无七情存在它仍然使人发病。这难道能说七情是人体发病这个事物变化的内因吗？

我们认为，七情在某种情况下，可以导致人体正气减弱，从而使人体容易遭受六淫外邪的侵袭，但是在六淫外邪侵袭人体的过程中，并不需要七情本身在里面起什么作用。

毛主席在《关于正确处理人民内部矛盾的问题》一文里又教导我们说：“矛盾着的对立的双方互相斗争的结果，无不在一定条件下互相转化。在这里，条件是重要的。没有一定的条件，斗争着的双方都不会转化”。

所以“人体发病的七情内因论”可以休矣！

（1971 年 4 月 1 日写
于湖北中医学院）

五　行

伟大领袖毛主席教导我们："辩证法的宇宙观，不论在中国，在欧洲，在古代就产生了"。五行学说就是我国古代的朴素的辩证法之一。它是我国古代劳动人民在长期的生活生产实践中通过对自然的观察、体验而逐渐产生的一种思想体系。它的内容，是以人们日常生活中常见的五种物质——木、火、土、金、水为代表，将宇宙间的万事万物归纳为五类，并以木、火、土、金、水这五种物质的性质及其相互关系，阐明着宇宙万事万物的相互资生和相互制约，阐明着宇宙间一切事物都是互相依赖、互相联系的一个整体，有力地反对了当时颇为流行的一种孤立的静止的形而上学观点，促进了人们思想的发展，起到过一定的进步作用。"但是古代的辩证法带着自发的朴素的性质，根据当时的社会历史条件，还不可能有完备的理论，因而不能完全解释宇宙……"五行学说对宇宙的解释，虽然在总的方面阐明了事物相互联系的关系，但在解释具体事物上则是不清楚的，因而在总的方面的解释也是比较笼统的，而且它还带有十分严重的循环倾向。

五行学说在祖国医学上的应用，使祖国医学摆脱了巫觋神学的羁绊，显现出自然科学的面貌，促进了祖国医学的发展。但是，五行学说在解释医学现象的时候，没有也不可能对医学领域里的具体事物作过深入的细致的研究和清楚的阐述，只停留在五行生克上，满足于用五行生克的公式机械地到处硬套，五行学说代替了医学的具体理论的创造，就又束缚了祖国医学的发展。同时，使五行学说本身也变成了枯槁和僵死的东西。现在我们必须用毛主席的伟大哲学思想为指导，把五行学说的朴素的辩证法思想加以批判地继承，把它提高到唯物辩证法的水平上，从而阐明医学科学的理论，让祖国医学在伟大的毛泽东思想指引下飞速发展。

（1972 年 2 月初，为给三连（解放军连）补五行之课
写于湖北中医学院赴荆州地区人民医院教育革命实践队）

再论祖国医学的“七情说”
——兼评“七情过时论”

七情学说，是祖国医学理论体系的一个重要组成部分。它是我国古代劳动人民长期与疾病作斗争的经验积累，是我国古代人民在整体观念指导下对长期实践经验的总结。它有着牢靠的实践基础和宝贵的辩证法思想。它是“中国医药学”这个“伟大的宝库”[①]里面的丰富的内容之一。由于古代社会历史条件的限制，古代七情学说没有也不可能将它所要阐述的问题阐述得十分清楚明确，甚或它还带有一些错误的东西，但是我们决不能将它加以否定或者别有用心地把它加以歪曲，只能用马克思主义的立场、观点和方法，只能用毛主席的伟大哲学思想作指导，来把它加以继承、整理和发扬，使它更好的为广大劳动人民的健康服务。

这里值得首先提出的是，祖国医学在几千年前就认识到，每一个生活着的人，不仅和自然是一个统一的整体，而且和社会也是一个统一的整体。《黄帝内经》一书里首先比较详细地记载的、后来又在几千年的医疗实践中充实和发展起来的有关七情学说的理论，正表明了这种观点。

我们知道，人的情志，是意识形态方面的东西，是客观世界在人体内的反映，是客观外界事物作用于人体，作用于人体内部的五神藏；通过人体正气发生作用产生的。古人说：“喜怒哀乐……发而皆中节谓之和”[②]。“和”也者，言其无害于人也，是谓“正气”。本来，在一般情况下，人体七情的产生，是无害于人体的，而且有助于人体对客观外界事物变化的适应，对人体是有益的。只有“喜怒不节”[③]，七情超过了人体五神藏所能控制的程度，它就转化为邪气，成为致病因素，导致人体发病。同时，七情中的任何一种情志，也都可以在一定的条件下转化为邪气而致人于病。不过，七情中的各个情志为病是不等同的，有的情志为病于人的机会较多，有的情志为病于人的机会较少罢了。但总起来七情的任何一种情志都是可以为病于人的。至于说七情活动到什么程度叫做过节，这是不能以升斗来计算，也不能以尺寸斤两来计算的，就是说不能以固定数字来说明，而是根据每个人的具体情况决定的。

客观外界的不同事物作用于人体内部的不同神藏，使正气发生不同的改变产生出不同的情志。因而，七情的每一情志都和一定神藏有着密切的联系，换句话说，五神藏的每一藏器都主司着一定的情志。当七情过节转化为邪气的时候，它多“反伤本藏”使人发病而出现该藏的病证。心主喜，暴喜过度则伤心；肝主怒，惊，大怒不止、暴惊不已则伤肝；脾主忧思，忧思过度则伤脾；肺主悲，悲哀太甚则伤肺；肾主恐，恐惧不解则伤肾。然而，病邪伤人的规律总是“虚者受邪”，因而亦有本藏不虚，而七情的邪气不伤本藏而伤及他藏的。另外，还有两种或两种以上的情志交互伤人，导致人体发病；而七情的邪气又可以与其他邪气一起狼狈为奸共同致人于病的。

在七情的邪气通过人体正气发生作用、导致人体发生疾病以后，人体可以出现神志方面的病证，如癫狂、善怒、失眠、多梦、惊悸、健忘、喜笑不休、喜怒无常、善恐多畏、悲伤欲哭、烦躁不安以及百合病等；也可以出现非神志方面的病证，如头痛、目疾、眩晕、昏厥、吐血、月经不调、胸胁胀闷、食欲减退、太息、欠伸、颤憟、肌肉消瘦、少气懒言、头发脱落、疝瘕、白淫等，而这两方面的病证又可以交互并见。

在祖国医学里，七情为病，可以概括为三个方面：七情过节导致人体的发病；发病后七情促进人体的疾病恶化；在疾病发展过程中，气血失常，产生七情而表现为疾病的临床证候。这三个方面，有病因，有病证，古人是把它既区别又不区别地当做同一的东西看待的，这是因为：1. 病因的七情和病证的七情在性质上是一样的：“怒则气上，喜则气缓，悲则气消，恐则气下……惊则气乱……思则气结”[④]；2. 在疾病发生发展过程中，病因的七情和病证的七情又常是相互联系、相互影响，不可绝然分开的。说具体一点，就是前二者病因的七情在导致人体疾病发生发展后常可产生出七情证候，后者证候的七情又可转过来成为病邪促进人体疾病的发展。

祖国医学在治疗七情疾病的时候，首先就利用七情的作用，把七情作为治疗疾病方法，应用于治疗病人七情所致的疾病。由于七情为病，是七情的邪气通过人体正气发生作用引起藏府功能活动发生紊乱的结果，所以在运用七情治疗的同时，采用必要的其他治疗方法如药物、针灸等以调整藏府的功能活动，就有助于消除七情的邪气，治愈人体的疾病。——当然，在具体临床医疗工作中，有的病人要以情志疗法为主[5]，有的病人则要以药物、针灸等其他疗法为主[6]。

祖国医学认为，七情中的各个情志的性质不同，作用于人体后引起人体气血的变化不同，因而导致人体发生的疾病也不同，治疗时必须根据不同的情志为病采取不同的治疗方法："盛者写之，虚者补之"[7]"寒者热之，热者寒之"[8]"高者抑之，下者举之"[9]"坚者削之，客者除之，劳者温之，结者散之，留者攻之，燥者濡之，急者缓之，散者收之，损者温之，逸者行之，惊者平之"[10]，千篇一律地笼而统之的治疗方法，是不能很好治疗七情伤人的各种疾病的。

祖国医学的七情学说，把人和社会联成一个统一的整体，在阐述七情为病的时候，又对具体的情况作具体的分析。这种在长期的医疗实践中产生、后又在几千年的医疗实践中证明了行之有效的辩证法思想，在医学领域里，有力地排斥着形而上学的错误观点，坚如磐石地傲视着形而上学的无耻攻击。

然而在继承发扬祖国医学遗产的今天，在大力宣传毛主席制定的过渡时期基本路线的今天，竟然有人叫喊"现在全国解放了，人民当家作了主人，还有什么七情为病，七情是一种封建的东西……"在他看来，简直是七情消失了，阶级斗争熄灭了。这是一种荒谬的"七情过时论"，是"阶级斗争熄灭论"在医学领域里的反映。

诚然，我国人民在毛主席和中国共产党的英明领导下，经过数十年的革命斗争，推翻了压在中国人民头上的三座大山，建立了中华人民共和国，又对农业、手工业和资本主义工商业实行了社会主义改造，人民的生活水平和精神面貌都发生了巨大的变化，七情致病的作用比起旧社会来是大大地减少了，这是不容抹杀的事实，但是它并没有完全消失，而且在这个时期内也不可能完全消失。

毛主席教导我们说："社会主义是一个相当长的历史时期，在这一整个历史时期内，都存在着阶级、阶级矛盾和阶级斗争"[11]。这是社会发展的必然规律。既然客观规律是在这一整个历史时期内还存在着阶级、阶级矛盾和阶级斗争，那么，七情致病当然也就会完全存在的了，湖南省郴州地区精神病院的材料[12]就是一个很好的说明。

这里必须指出，搞阶级斗争的人，不一定都发生七情为病；在阶级斗争的内容之外也有发生七情为病的可能。其关键是决定于人们辩证唯物论的认识水平和对待客观世界的态度。

我们知道，在日常生活中，人们由于不能正确认识和对待客观事物而导致七情为病在现在仍然是屡见不鲜的，如野外见蛇而发病[13]，家中被焚而成癫[14]，等等。

只有人们的科学知识高度地发展了，马克思主义的辩证唯物论和毛主席的伟大哲学思想，普遍地为人们完全掌握，人们都能够正确地认识和对待客观世界了，七情致病的作用才会自然消失。否则，过早地提出什么"七情过时了"，这是荒唐的举动，是不符合实际情况的，是与医学有害而无益的，也是与人民和利益相牴牾、相冲突的。我不知道现在迫不及待地倡导"七情过时论"的人，其思想深处究竟藏的是什么东西！

（1972 年 3 月写于湖北中医学院）

注：

①见 1958 年 11 月 18 日《中共中央对卫生部党组关于组织西医离职学习中医班总结报告的指示》。

②见《礼记·中庸》，四部丛刊本。

③见《素问·阴阳应象大论》，王冰次注本，商务印书馆 1955 年 2 月重印。

④见《素问·举痛论》，王冰次注本，商务印书馆 1955 年 2 月重印。

⑤清·林珮琴《类证治裁·郁症》：“……然以情病者，当以理遣以命安，君不能怡情放怀，至积郁成劳，草木无能为挽矣，岂可藉合欢捐忿，萱草忘忧也哉!”上海科学技术出版社 1959 年 11 月版。

⑥清·张璐《张氏医通·狂》：“妇科郑青山，因治病不顺，沉思辄夜，兼受他医讽言，心甚怀愤，天明病者霍然，愤喜交集，病家设酌酬之，而讽者已遁，愤无从泄，忽然大叫发狂，同道诸名家治之罔效，一日，王道来往候，索已服未服等方视之，一并毁弃，曰：此神不守舍之虚证，岂豁痰理气清火药所能克效哉！遂令觅上好人参二两，一味煎汤服之顿安，三啜而病如失，更与归脾汤调理而康”。上海科学技术出版社 1963 年 8 月版。

⑦见《灵枢经·经脉》，不注撰人姓名，人民卫生出版社 1956 年 3 月影印本。

⑧见《素问·至真要大论》，王冰次注本，商务印书馆 1955 年 2 月重印。

⑨同上。

⑩同上。

⑪未见。

⑫未见。

⑬未见。

⑭未见。